JN299140

急性薬物中毒の指針
日本総合病院精神医学会治療指針4

編集
治療戦略検討委員会
(主担当:上條 吉人)

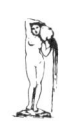

星和書店

Seiwa Shoten Publishers

2-5 Kamitakaido 1-Chome
Suginamiku Tokyo 168-0074, Japan

Clinical Guideline for Acute Intoxicated Patients

Japanese Society of General Hospital Psychiatry
Practice Guideline 4

by
Steering Committee on Clinical Guideline
Yoshito Kamijo, M.D., Ph.D.

©2008 by Seiwa Shoten Publishers

企画・編集

日本総合病院精神医学会　治療戦略検討委員会
(主担当　上條吉人)

執筆者

上條　吉人　北里大学医学部救命救急医学（主執筆者）

八田耕太郎　順天堂大学医学部附属練馬病院メンタルクリニック
　　　　　　（Ⅲ章-1）

中村　　満　東京都保健医療公社豊島病院精神科（Ⅲ章-2）

桂川　修一　東邦大学医療センター佐倉病院
　　　　　　メンタルヘルスクリニック（Ⅲ章-3）

和田　　健　広島市立広島市民病院精神科

岸　　泰宏　日本医科大学武蔵小杉病院精神科

佐伯　俊成　広島大学大学院医歯薬学総合研究科展開医科学専攻
　　　　　　病態薬物治療学講座

内富　庸介　岡山大学大学院医歯薬学総合研究科
　　　　　　精神神経病態学教室

緒言

　身体科救急施設に搬送される急性中毒患者の多くは精神障害を背景に自らの意志によって中毒物質を摂取した患者である。彼らの摂取する物質の毒性の強さや服用量と背景の精神障害をまとめると，図のようになる。急性中毒の救命率に関しては摂取する物質と量によって大きく異なる。市販薬や処方薬の場合はたとえ昏睡状態で搬送されても，ほとんどは保存的治療のみで救命できる。

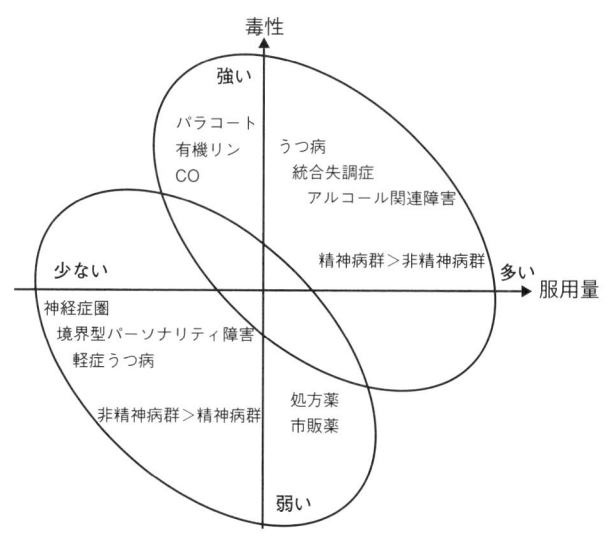

■図　服用する物質の毒性の強さや服用量と背景の精神疾患
（上條吉人：中毒研究，18，2005. より引用）

一方，農薬の一つであるパラコートの場合は意識清明で搬送されてもほとんどは死をまぬがれない。また，同一の物質を服用しても服用量が少なければ救命率は高いが，服用量が多くなればなるほど救命率は低くなり，確実性が増す。自殺企図の手段のうち救命率が低く確実性が高い手段を"硬い手段"，ほとんどが救命され不確実性が高い手段を"柔らかい手段"と呼んで区別しているが，急性中毒においては，摂取する物質や量によって"硬い手段"となるものもあれば，"柔らかい手段"となるものもある。

　"硬い手段"による急性中毒患者は中高年の男性に多いとされる。彼らの行為は自殺念慮や絶望感を抱いて真剣に死をめざしている"確信的自殺"である場合が多い。精神科的背景としてはうつ病が認められることが多い。神経症圏もいるが心因反応であったり葛藤が持続している場合である。また，アルコール関連障害や統合失調症圏もみられる。一方，"柔らかい手段"による急性中毒患者の多くは20代を中心とした若い女性である。彼らの行為の多くは"パラ自殺"や"自己破壊的行為"で，本質的に死をめざしているものではない。精神科的背景としては，非精神病群に属する神経症や境界型パーソナリティ障害などが認められる。また，自殺の瞬間におい

ても"死にたい"と"生きたい"といった相反する感情が共存（両価性）している場合もある。精神科的背景としては，自殺念慮の比較的乏しい神経症圏や軽症うつ病などが認められる。

　急性中毒は身体障害であり，精神障害ではない。したがって，本来は身体科救急施設で治療されるべきものである。しかしながら，精神科で処方されている向精神薬などによる急性薬物中毒では，身体科救急施設での受け入れを拒まれて，精神科施設に搬送されることがたびたびある。したがって，精神科医も向精神薬などの薬物による急性薬物中毒の治療に関してはある程度は知っておく必要がある。急性中毒の治療はEBMに基づいて大きく見直されているが，精神科医には十分浸透していないのが現状である。例えば，以前は胃洗浄や強制利尿がルーチンに施行されていたが，これらが有効であるエビデンスが乏しいのに合併症は有意に増加するために，近年では身体科救急施設ではほとんど施行されなくなっている。ところが，精神科施設では未だに胃洗浄や強制利尿がおこなわれている。本書によって，身体科救急施設と精神科施設における急性中毒の治療の乖離がなくなれば幸いである。

この指針は2007年9月3日時点を最終版としており，9月15日の本学会理事会において承認を得た．今後，適宜改訂がなされていくことになる．

　また，この指針は急性薬物中毒のすべてを網羅するものではなく，必ずしもすべての患者に好ましい結果をもたらすわけではない．患者の個別性が十分考慮される必要がある．この指針に関して，いかなる原因で生じた障害，損害に対しても著者および本学会は免責される．

　2007年10月
　　　　　　日本総合病院精神医学会　治療戦略検討委員会

目 次

緒言　v

I章　急性薬物中毒の診断と標準治療　1

1　急性薬物中毒の診断―――3

1. AIUEO TIPS　3
2. Triage®　3
3. フルマゼニル　6
4. 臨床症状　7
   1) 高体温　7
   2) 高血圧や頻脈　8
   3) 低血圧や徐脈性不整脈（洞性徐脈，房室ブロックなど）　8
   4) 心室性不整脈　8
   5) 頻呼吸　8
   6) 昏睡などの意識障害　9
   7) 不穏，興奮，錯乱など　9
   8) 痙攣　9
   9) 散瞳　9
   10) 縮瞳　10
   11) 発汗　10

2　急性薬物中毒の合併症―――11

1. 嚥下性肺炎　11
   1) 嚥下性肺炎の治療　12
   2) 症例呈示1　12
   3) 症例呈示2（医原性嚥下性肺炎）　14

2. 低体温症　16
     1) 低体温症の治療　17
     2) 症例呈示　19
  3. 横紋筋融解症　21
     1) 非外傷性挫滅症候群・非外傷性コンパートメント症候群　22
     2) 非外傷性挫滅症候群・非外傷性コンパートメント症候群の治療　22
     3) 症例呈示　23

3　急性薬物中毒の標準治療　25

  1. 全身管理　25
     1) 呼吸の異常の管理　26
        a. 換気不全　26
        b. 低酸素血症　26
     2) 循環の異常の管理　27
        a. 低血圧　27
        b. 高血圧　27
        c. 徐脈性不整脈（洞性徐脈，房室ブロックなど）　28
        d. 心室細動または無脈性心室頻拍　28
        e. 脈あり心室頻拍　29
        f. トルサード・ド・ポアンツ　30
     3) 体温の異常の管理　30
        a. 高体温　30
        b. 低体温　31
     4) 中枢神経の異常の管理　33
        a. 昏睡　33
        b. 痙攣　33
        c. 興奮　34

2. **吸収の阻害** 35
   1) 催吐 36
   2) 胃洗浄 37
      a. 胃洗浄の合併症 37
      b. 胃洗浄の適応と禁忌 38
      c. 胃洗浄の方法 39
   3) 活性炭の投与 40
      a. 活性炭に吸着されにくい薬物 41
      b. 活性炭の投与の適応と禁忌 41
      c. 活性炭の投与の方法 42
   4) 全腸洗浄 43
      a. 全腸洗浄の適応と禁忌 43
      b. 全腸洗浄の方法 44
   5) 下剤の投与 44
3. **排泄の促進** 45
   1) 活性炭の繰り返し投与 46
      a. 活性炭の繰り返し投与の方法 46
   2) 尿のアルカリ化 47
      a. 尿のアルカリ化の方法 48
   3) 急性血液浄化法（参考） 48
4. **解毒薬・拮抗薬の投与** 50
   1) 急性ベンゾジアゼピン中毒 51
   2) 急性（第一世代）三環系抗うつ薬中毒 51
5. **まとめ** 52

II章　急性向精神薬中毒　　55

1　三環系抗うつ薬以外の向精神薬による急性薬物中毒 ——— 57

1. **診断のポイント** 58

2. 治療のポイント 59
      1) 全身管理 59
      2) 吸収の阻害 59
         a. 胃洗浄 59
         b. 活性炭の投与 59
      3) 排泄の促進 60
         a. 活性炭の繰り返し投与 60
         b. 尿のアルカリ化 60
         c. 急性血液浄化法 60
      4) 解毒薬・拮抗薬の投与 60

2 急性（第一世代）三環系抗うつ薬中毒 ―― 62

   1. 診断のポイント 63
   2. 治療のポイント 64
      1) 全身管理 64
      2) 吸収の阻害 64
         a. 胃洗浄 64
         b. 活性炭の投与 64
      3) 排泄の促進 64
      4) 解毒薬・拮抗薬の投与 65

3 急性アモキサピン中毒 ―― 67

   1. 診断のポイント 68
   2. 治療のポイント 68
      1) 全身管理 68
      2) 吸収の阻害 69
         a. 胃洗浄 69
         b. 活性炭の投与 69
      3) 排泄の促進 69
      4) 解毒薬・拮抗薬の投与 70

4　慢性リチウム中毒 —— 71

1. 診断のポイント　72
2. 治療のポイント　72
   1) 全身管理　72
   2) 吸収の阻害　73
   3) 排泄の促進　73
   4) 解毒薬・拮抗薬の投与　73

5　急性覚醒剤中毒 —— 75

1. 診断のポイント　75
2. 治療のポイント　76
   1) 全身管理　76
   2) 吸収の阻害　78
      a. 胃洗浄　78
      b. 活性炭の投与　78
   3) 排泄の促進　78
   4) 解毒薬・拮抗薬の投与　78

Ⅲ章　急性薬物中毒患者への対応　79

1　大量服薬・服毒患者のトリアージについて —— 81

1. 大量服薬・服毒患者のトリアージに関する総論　81
   1) 精神科へのコンサルトが必要な患者は？　81
   2) 精神科受診を拒否された場合は？　82
   3) 精神科への入院を必要とする患者は？　83
   4) 精神科外来への通院を必要とする患者は？　84
2. 大量服薬・服毒患者のトリアージに関する各論　85
   1) 常勤の精神科医を有する医療機関における大量服薬・服毒のトリアージ　85

2）精神科医不在の医療機関における大量服薬・服毒のトリアージ　87

2　過量服薬をはじめとする自殺企図リピーターへの対応 ―― 90

1. 確実な精神科的診断　91
2. パーソナリティ障害への関わり　92
3. 適切な薬物療法　93
4. 家族への介入　94

3　急性薬物中毒覚醒後の対応 ―― 97

1. 精神科外来でのフォローアップ　97
2. 精神科外来でのフォローアップの基準　98
3. 精神科外来フォローアップ時の治療法の選択　100
4. 再企図防止のためのフォローアップ期間　101

索　引　103

I章 急性薬物中毒の診断と標準治療

1 急性薬物中毒の診断

1. AIUEO TIPS

原因不明の意識障害の鑑別疾患の一つが急性薬物中毒である。特に，精神障害のある患者や向精神薬の処方歴のある患者に意識障害を認めた場合は可能性が高い。表1に原因不明の意識障害に遭遇した際に鑑別すべき疾患を語呂合わせにした「AIUEO TIPS」を示す。この中で「O」はアヘン誘導体（opiates）などの中枢神経抑制作用のある薬物の服用または薬物の過量服用（overdose）を示す。

2. Triage®

Triage®は競合的結合免疫学的測定法を利用したキットで，乱用薬物，（第一世代）三環系抗うつ薬，およびそれらの薬物の代謝物が尿中に一定以上の濃度で存在すれば薬物検出領域に陽性コントロール（CTRL POS）と同様の赤紫色のバンドが出現する（図1）。このキットによってフェンシクリジン類（PCP），ベンゾジアゼ

■表1 AIUEO TIPS

A (**a**lcoholism)：アルコール関連疾患による意識障害
　　　　急性アルコール中毒，アルコール離脱振戦せん妄，ウェルニッケ脳症など
I (**i**nsulin)：糖尿病関連疾患による意識障害
　　　　低血糖，糖尿病性ケトアシドーシス，高浸透圧性非ケトン性昏睡など
U (**u**remia)：尿毒症をはじめとした代謝・内分泌疾患による意識障害
　　　　尿毒症，肝性昏睡，低または高ナトリウム血症，低酸素血症，高炭酸ガス血症，下垂体・甲状腺・副甲状腺・副腎などの内分泌異常など
E (**e**ncephalopathy, **e**pilepsy)：脳疾患による意識障害
　　　　脳腫瘍，脳出血・急性脳血管障害（脳梗塞，くも膜下出血など），てんかんなど
O (**o**piates, **o**verdose)：薬物による意識障害
　　　　アヘン誘導体などの中枢神経抑制作用のある薬物の摂取，薬物の大量摂取など
T (**t**rauma)：中枢神経系の外傷にともなう意識障害
　　　　脳震盪，脳挫傷，硬膜外出血，硬膜下出血など
I (**i**nfection)：感染症にともなう意識障害
　　　　髄膜炎，脳炎，脳膿瘍，敗血症など
P (**p**sychiatric)：精神障害にともなう意識障害
　　　　昏迷（本来の意識障害とは異なる）など
S (**s**yncope)：心拍出量の低下にともなう意識障害
　　　　房室ブロック，洞不全症候群，血管迷走神経性失神，急性心筋梗塞など

ピン類（BZO），コカイン系麻薬（COC），アンフェタミン類（AMP），大麻（THC），アヘン誘導体（OPI），バルビツール酸類（BAR），（第一世代）三環系抗うつ薬類（TCA）を一斉に11分という短い時間で定性的に簡易分析することができる。

ただし，図2に示すように，感冒薬などに含まれてい

1 急性薬物中毒の診断 5

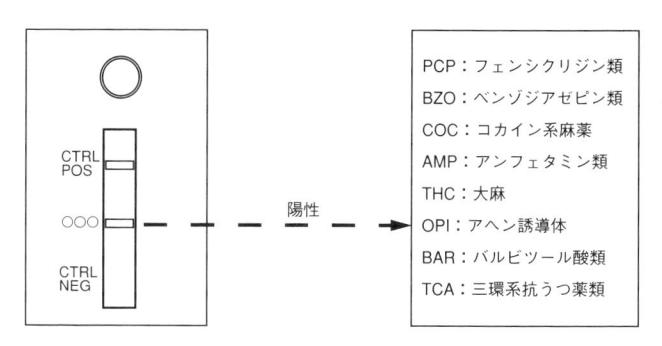

	PCP：フェンシクリジン類
	BZO：ベンゾジアゼピン類
	COC：コカイン系麻薬
	AMP：アンフェタミン類
	THC：大麻
陽性 →	OPI：アヘン誘導体
	BAR：バルビツール酸類
	TCA：三環系抗うつ薬類

注意事項
＊BZOについては、わが国でのみ使用されている薬物など、検出されないものも多い。
＊AMPについては、感冒薬などに含まれるエフェドリンも検出される。
＊OPIについては、感冒薬などに含まれるコデインやジヒドロコデインも検出される。
＊TCAについては、第二世代の三環系抗うつ薬であるアモキサピンや四環系抗うつ薬は検出されない。

■図1 Triage®によって検出できる薬物

アンフェタミン類

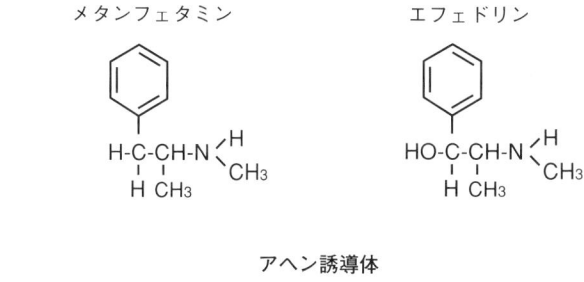

メタンフェタミン　　　エフェドリン

アヘン誘導体

モルヒネ　　　コデイン

■図2

るエフェドリンもアンフェタミン類であり,アンフェタミン類(AMP)が陽性になる。やはり感冒薬などに含まれているリン酸コデインやジヒドロコデインもアヘン誘導体であり,アヘン誘導体(OPI)が陽性になる。また,米国で開発されたキットであるため,日本で処方されていてもこのキットで検出できない薬物もある。特に,ベンゾジアゼピン系薬物の中にはこのキットで検出できないものがいくつかある。抗うつ薬で検出できるのは第一世代の三環系抗うつ薬のみであり,第二世代の三環系抗うつ薬であるアモキサピン,ミアンセリンやマプロチリンなどの四環系抗うつ薬,パロキセチンなどの選択的セロトニン再取り込み阻害薬(SSRI),ミルナシプランなどのセロトニン・ノルエピネフリン再取り込み阻害薬(SNRI)は検出できない。

3. フルマゼニル

フルマゼニルはベンゾジアゼピン受容体の特異的な拮抗薬で,ベンゾジアゼピン系薬物による急性薬物中毒の鑑別に用いられる。急性ベンゾジアゼピン中毒が疑われれば,フルマゼニルの静注を覚醒するまで繰り返す。ただし,痙攣を誘発することがあるので,痙攣の既往のある患者,痙攣の原因となりうる薬物との複合中毒では使用しない。

以前はベンゾジアゼピン中毒の鑑別に頻繁に用いられていたが,Triage®の出現で使用頻度は激減した。た

だし，前述したようにベンゾジアゼピン系薬物の中にはこのキットで検出できないものもあるので，Triage®で検出できなくても，なお急性ベンゾジアゼピン中毒が疑われれば，フルマゼニルの静注による鑑別を利用してもよい。

> フルマゼニル注（アネキセート注®）の投与

覚醒するまで0.2〜0.3mg（2〜3mL）の投与を繰り返す（最大3mg（30mL））。

4. 臨床症状

初診時にはバイタルサインや神経学的所見は必ず評価しなければならない。これらから得られる異常所見より，急性薬物中毒の原因薬物をある程度は予測することができる。以下に急性薬物中毒で認められるバイタルサインや神経学的所見の異常所見のうちで特に重要なものをとりあげる。

1）高体温
○交感神経系↑：アンフェタミン類，コカインなど
○副交感神経系↓：抗コリン薬，抗ヒスタミン薬，環系抗うつ薬など
○その他：アスピリンなど

2) 高血圧や頻脈

- 交感神経系↑：アンフェタミン類，コカイン，テオフィリン，カフェインなど
- 副交感神経系↓：抗コリン薬，抗ヒスタミン薬，環系抗うつ薬など

3) 低血圧や徐脈性不整脈（洞性徐脈，房室ブロックなど）

- 交感神経系↓：α遮断薬，β遮断薬，フェノチアジン誘導体など
  （ムスカリン様作用：有機リン，カーバメート）
- 膜興奮抑制作用：第一世代三環系抗うつ薬，フェノチアジン誘導体，Ia群抗不整脈薬など
- その他：ジギタリス，カルシウム拮抗薬など

4) 心室性不整脈

- 膜興奮抑制作用：第一世代三環系抗うつ薬，フェノチアジン誘導体，Ia群抗不整脈薬など
- その他：ジギタリス，アンフェタミン類，コカイン，テオフィリン，カフェインなど

5) 頻呼吸

- 交感神経系↑：アンフェタミン類，コカイン，テオフィリン，カフェインなど
- その他：アスピリンなど

6) 昏睡などの意識障害

○中枢神経系↓：アヘン誘導体，ベンゾジアゼピン系薬物，バルビツール酸，フェノチアジン誘導体，環系抗うつ薬，カルバマゼピン，リチウム，抗コリン薬，抗ヒスタミン薬など

7) 不穏，興奮，錯乱など

○中枢神経系↑：アンフェタミン類，コカインなど
○その他：抗コリン薬，抗ヒスタミン薬，リチウム，テオフィリン，カフェインなど

8) 痙攣

○交感神経作動薬：アンフェタミン類，コカイン，テオフィリン，カフェインなど
○向精神薬：アモキサピン，四環系抗うつ薬，フェノチアジン誘導体，ブチロフェノン誘導体，リチウム，カルバマゼピン，フェニトインなど
○その他：イソニアジド，アスピリン，抗ヒスタミン薬など

9) 散瞳

○交感神経系↑：アンフェタミン類，コカインなど
○副交感神経系↓：抗コリン薬，抗ヒスタミン薬，環系抗うつ薬，アトロピンなど

10) 縮瞳

○交感神経系↓：α 遮断薬，フェノチアジン誘導体など

（ムスカリン様作用：有機リン，カーバメート）

○その他：アヘン誘導体，ベンゾジアゼピン系薬物，バルビツール酸など

11) 発汗

○交感神経系↑：アンフェタミン類，コカインなど

（ムスカリン様作用：有機リン，カーバメート）

2 急性薬物中毒の合併症

　急性薬物中毒では，中毒症状は重症ではなくても，生命を脅かしたり，後遺症を生じる可能性のある合併症が潜んでいることがあるので，初診時に見逃さないことが重要である。非外傷性コンパートメント症候群の後遺症で四肢の機能障害を生じた場合には，医療訴訟に発展することもある。合併症のなかでは特に重要な三大合併症をとりあげる（表2）。

■表2　急性薬物中毒の三大合併症

---
1. 嚥下性肺炎
2. 低体温症
3. 横紋筋融解症（CASH）
---

1. 嚥下性肺炎

　急性薬物中毒による意識障害では咽頭反射などの気道保護反射が減弱または消失していることがあるが，この際に胃内容物の逆流や嘔吐が生じると，酸性の胃内容物の誤嚥による肺炎が生じる。これが嚥下性肺炎

で，好発部位は気管支分岐角との関係から胃の内容物が最も流入しやすい右の下肺野である。嚥下性肺炎は急性薬物中毒の合併症のなかでは最も頻度が高く，時には生命を脅かすこともある。発見時にすでに嚥下性肺炎をきたしている場合もあるが，発見時の体位が腹臥位＜側臥位＜仰臥位の順で頻度は高くなる。また，胃洗浄や気管挿管の際などに医原性に生じる嚥下性肺炎も多い。嚥下性肺炎は細菌性肺炎ではなく化学性肺炎である。通常は3日前後の経過で改善するが，二次的に細菌感染を生じることもある。

1) 嚥下性肺炎の治療

二次的な細菌感染に対する抗菌薬の予防投与については，抗菌薬の安易な投与による耐性菌の出現が問題になっている現在では否定的な考え方が主流である。したがって，抗菌薬を予防投与せずに，CRPの再上昇や再度の発熱がみられたら二次的な細菌感染を疑って喀痰の塗沫・培養を提出したうえで抗菌薬を投与し，塗沫・培養の結果により感受性のある抗菌薬に変更する。

2) 症例呈示1

20歳台の女性。境界型パーソナリティ障害の診断で精神科クリニックにて通院・加療されていた。寝前薬として処方されていたクロルプロマジン，プロメタジン，フェノバルビタールの合剤を大量に服用し，およ

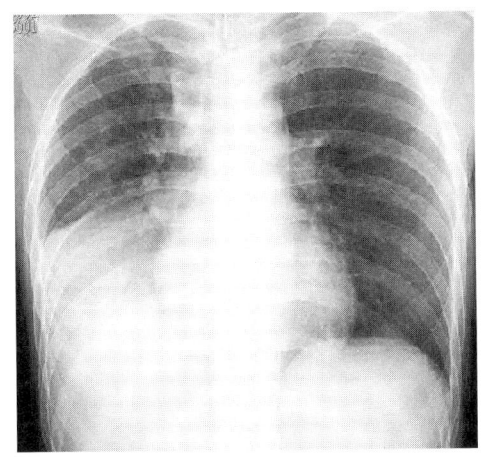

■図3 胸部レントゲン―右下肺野の無気肺

そ16時間後に仰臥位で昏睡状態であるところを母親に発見されて救命救急センターに搬送された。来院時，意識レベルJCS 200，体温39.5℃，脈拍146/分（整），血圧120/62mmHg，呼吸は28/分であった。瞳孔は両側4.0mmで対光反射は緩慢であった。右下肺野の呼吸音は減弱していた。また，右臀部に褥瘡が認められた。血液検査では白血球の増多（11,700/μL），CRPの上昇（5.83mg/mL），筋原性酵素の上昇（CPK 663 IU/L）などの異常所見が認められた。血中フェノバルビタール濃度は65μg/mLと高値であった。胸部レントゲン写真では右下肺野に無気肺が認められた（図3）。

入院後，急性フェノバルビタール中毒に対しては活性炭の繰り返し投与を施行した（p.46「活性炭の繰り返し投与」の項参照）。嚥下性肺炎に対しては気管挿管し呼吸器管理とした。第2病日には熱は37℃台まで下がり，意

識は改善して従命が入るようになった。第3病日に再び39℃台に発熱したため，細菌感染をきたしたと判断し，喀痰の塗沫検査でグラム陽性球菌が検出されたため抗菌薬としてアミノベンジルペニシリン（ABPC）を選択・投与した。その後は再び解熱傾向を示し，CRPは再上昇したが，第4病日の32.1mg/mLをピークに順調に低下した。喀痰の培養では黄色ブドウ球菌（MSSA）が検出された。次第に呼吸状態および胸部レントゲンの肺炎像が改善したため第5病日に気管チューブを抜管した。その後の経過は順調で，第9病日に退院となった。

解説

好発部位の右下肺野に嚥下性肺炎をきたして搬送された症例である。気管支分岐角のみならず，（褥瘡の位置から推測して）やや右側臥位であったことも右下肺野に誤嚥した誘因と考えられた。フェノバルビタールなどのバルビツール酸は気管支の線毛運動を抑制するため，喀痰困難から嚥下性肺炎に無気肺をともなっていることがしばしばある。この症例では，抗菌薬の予防投与はおこなわなかったが，第3病日より再度の発熱が生じ，細菌感染を疑って喀痰の塗沫の結果を考慮しながら抗菌薬を選択した。喀痰の培養で検出された細菌は投与された抗菌薬に感受性があった。

3）症例呈示2（医原性嚥下性肺炎）

30歳台の女性。統合失調症の診断で精神科病院の外

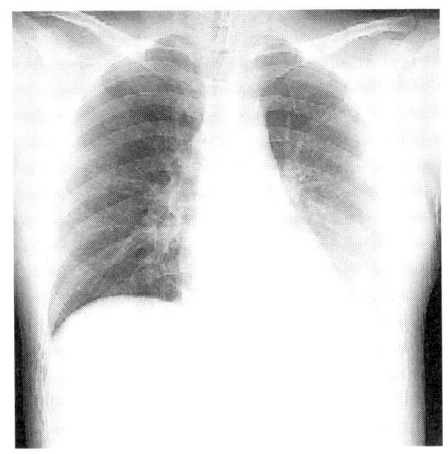

■図4 胸部レントゲン—左下肺野の浸潤影

来にて通院・加療されていた。寝前薬として処方されていたクロルプロマジン，プロメタジン，フェノバルビタールの合剤を大量に服用し，およそ10時間後に仰臥位で昏睡状態であるところを母親に発見されて救急車で通院中の精神科病院に搬送された。精神科病院で胃洗浄を施行されたが呼吸状態が悪化したため救命救急センターに転送された。来院時，意識レベルJCS 300，体温37.8℃，脈拍114/分（整），血圧110/52mmHg，呼吸は26/分であった。瞳孔は両側3.0mmで対光反射は緩慢であった。左下肺野に雑音が聴取された。血液検査では白血球の増多（11,500/μL）およびCRPの上昇（13.20mg/mL）などの異常所見が認められた。血中フェノバルビタール濃度は68μg/mLと高値であった。胸部レントゲン写真では左下肺野を中心に浸潤影が認められた（図4）。

入院後,急性フェノバルビタール中毒に対しては活性炭の繰り返し投与を施行した (p.46「活性炭の繰り返し投与」の項参照)。嚥下性肺炎に対しては気管挿管し呼吸器管理とした。次第に意識レベルおよび呼吸状態が改善したため,第4病日に気管チューブを抜管した。その後の経過は順調で,第10病日に精神病院に転院となった。

解説

国際的に用いられている胃洗浄の適応は,「致死量を服用し,服用後1時間以内ならば考慮する」である。この症例では向精神薬を過量に服用してすでに10時間も経過しており,そもそも胃洗浄の適応外である。さらに,胃洗浄の禁忌の一つは,「咽頭反射などの気道保護反射が消失しているのに気管挿管されていない場合」である (p.38「胃洗浄の適応と禁忌」の項参照)。この症例では,昏睡状態で気道保護反射が減弱または消失しているのに気道を確保せずに胃洗浄が施行されたために,医原性に嚥下性肺炎をきたしたと考えられる。左下肺野に嚥下性肺炎が生じたのは,胃洗浄が左側臥位で施行されたためと考えられる。抗菌薬の予防投与は施行しなかったが,二次的な細菌感染を生じることなく嚥下性肺炎は順調に改善した。

2. 低体温症

向精神薬のなかでも,抗精神病薬による急性薬物中

毒では低体温症を合併する頻度が高い。クロルプロマジンなどのフェノチアジン誘導体には強いアドレナリン $α_1$ 遮断作用があるため，生理的な復温のメカニズムである悪寒（shivering）が阻害されて低体温症をきたしやすい。その他にもすべての抗精神病薬がもつドパミン D_2 受容体遮断作用やセロトニン・ドパミン受容体拮抗薬（SDA）などがもつセロトニン 5-HT$_2$ 受容体遮断作用による体温中枢の調節障害も関与していると考えられている。特に寒い季節の急性薬物中毒の患者では，低体温症の合併に注意する。表3に示すように深部体温で35℃を下回ると低体温症とされているが，34℃未満（中等症）になると生理的な復温のメカニズムである悪寒（shivering）が消失し，意識障害をきたし，心電図は心房細動となり胸部誘導を中心にOsborn（J）波がみられ，徐呼吸となる。さらに30℃未満（重症）になると昏睡状態となり低血圧，心室細動や心収縮不全，および呼吸停止をきたすことがある。

1）低体温症の治療

循環動態が落ち着いた状態で，深部体温が35℃以上に回復することが治療の目標である。まず，膀胱温や直腸温などの深部体温および心電図を持続モニターする。舌根沈下などによって気道に問題があったり，呼吸数が4/分以下であれば気管挿管する。末梢静脈路を確保して43℃に加温された輸液を施行する。低体温症では寒冷利尿（cold diuresis）などにより脱水状態であ

■表3　低体温症の症状

重症度	深部体温	悪寒 (shivering)	神経系
軽症	34℃<	あり	運動失調 構音障害 腱反射亢進
中等症	34〜30℃	なし	意識障害 腱反射低下
重症	<30℃	なし	昏睡状態 腱反射消失

るため，大量輸液が必要であることが多い。軽症の低体温症では保温（passive rewarming）を施行する。具体的には部屋を暖かくし，濡れている着衣を脱がせて，温かい絶縁物で体をおおって熱の喪失を防ぐ。また，電気毛布などで体表のみを温める表面加温（active external rewarming）を施行する。中等症や重症の低体温症では表面加温を施行すると末梢血管が開いてショックに陥ったり（rewarming shock），冷たい末梢血が中心循環に流れて，かえって体温が低下することがある（after drop現象）。また，些細な機械的刺激で致死的不整脈をきたすことがある。したがって，厳重に循環動態を管理しながら中心加温（active core rewarming）する必要があるので，救命救急センターかそれに準じた総合病院に転送することが重要である。

心循環器系	呼吸器系
頻脈	頻呼吸
徐脈 心房細動 Osborn (J) 波	徐呼吸
低血圧 心室細動 心収縮不全	徐呼吸 呼吸停止

2) 症例呈示

　30歳台の男性。統合失調症の診断で精神科病院の外来にて通院・加療されていた。1月某日の20時頃に処方されていたクロルプロマジンを大量に服用し、翌朝6時頃に昏睡状態であるところを家族に発見されて救急車で通院中の精神科病院に搬送された。ところが、皮膚温は27℃であり、深昏睡、低血圧や徐脈性不整脈、徐呼吸も認められたため、対応困難と判断されて救命救急センターに転送された。

　来院時、意識レベルJCS 300、脈拍48/分（不整）、血圧80/40mmHg、呼吸は10/分で浅かった。瞳孔は両側5.0mmで対光反射は緩慢であった。深部腱反射は消失していた。体温は直腸温で27.4℃であった。心電図では徐脈性心房細動およびOsborn (J) 波が認められた（図5）。気管挿管し呼吸器を用いて42〜46℃に加温・加湿

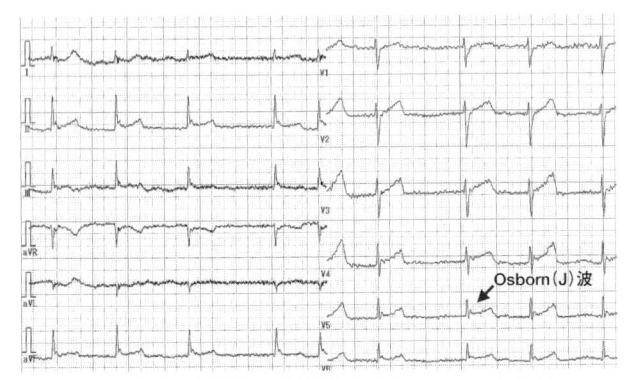

■図5 心電図―徐脈性心房細動およびOsborn（J）波

した酸素を吸入させ，43℃に加温した細胞外液を大量輸液することによって順調に復温でき，心電図異常も消失した。翌日には意識清明となり気管チューブを抜管した。全身状態が改善し，第4病日に精神病院へ転院となった。

解 説

寒冷な時期にアドレナリン α_1 遮断作用の強いフェノチアジン誘導体の一つであるクロルプロマジンを大量に服用し，夜間に長時間放置された結果として重症低体温症を合併した症例である。深昏睡，低血圧や徐脈性不整脈，徐呼吸を認めたうえに，致死性不整脈をきたして急変することも予想され，三次救急施設への転送は賢明な判断であった。

■表4 横紋筋融解症の原因
CASH（現金）と覚えてみてはどうか。

C： **c**ocaine（コカイン），**c**affeine（カフェイン），
carbon monoxide（一酸化炭素），
crush syndrome（挫滅症候群），
compartment syndrome（コンパートメント症候群）
A： **a**mphetamines（アンフェタミン類）
S： **s**eizure（痙攣）
H： **h**yperthermia（高体温）

---

3. 横紋筋融解症

　筋細胞の崩壊によってクレアチニンキナーゼ（CPK）などの筋原性酵素やミオグロビンが漏出する現象である。赤褐色尿，尿沈渣で赤血球を認めないのに尿潜血が陽性であるといったミオグロビン尿を示唆する所見，高CPK血症，高ミオグロビン血症などによって診断される。機序としては薬物の直接作用によるもの，筋肉の過剰運動によるもの，高体温によるもの，非外傷性挫滅症候群・非外傷性コンパートメント症候群によるものなどがある。表4に示すように急性薬物中毒で横紋筋融解症をきたす原因を著者は"CASH（現金）"と覚えることを提唱している。非外傷性コンパートメント症候群では後遺症として四肢の機能障害が生じることがあるので，見逃さないことが重要である。

1）非外傷性挫滅症候群・非外傷性コンパートメント症候群

　急性薬物中毒によって意識障害が生じると体位変換や寝返り（protective sleep reflex）が困難となり，長時間の圧迫から筋肉の挫滅をきたすことがある。筋肉が挫滅するとCPKなどの筋原性酵素が上昇し，ミオグロビンやカリウムが漏出する。その結果として高ミオグロビン血症から急性尿細管壊死による急性腎不全をきたしたり，高カリウム血症から低血圧や不整脈をきたすことがある。これが非外傷性挫滅症候群である。さらに，筋膜の中で挫滅した筋肉が腫脹すると，筋膜内圧が上昇して血行障害をきたす。その結果として神経・筋障害をきたすことがある。これが非外傷性コンパートメント症候群である。特に，薬物の大量服用による昏睡状態が長時間持続していたと考えられる患者の初診時には全身をくまなく観察して，皮膚が変色していたり，筋肉が硬くなっているところがないか検索することが重要である。

2）非外傷性挫滅症候群・非外傷性コンパートメント症候群の治療

　非外傷性挫滅症候群で高ミオグロビン血症から急性尿細管壊死による急性腎不全をきたしたり，高カリウム血症から低血圧や不整脈をきたしている場合は，血液透析法が必要となる。また，非外傷性コンパートメント症候群であれば緊急筋膜切開（減張切開）術が必要となる。いずれの場合も救命救急センターかそれに

3）症例呈示

20歳台の女性。統合失調症の診断で精神科病院の外来にて通院・加療されていた。処方されていたクロルプロマジンおよびニトラゼパムを自室で大量に服用し，およそ22時間後に右側臥位で倒れているところを家族に発見され，救急車で通院中の精神病院に搬送された。患者はウーウー唸り声をあげて体動もみられたが，右足は全く動かず，全身の著明な冷感も認められたため，対応困難と判断されて救命救急センターに転送された。

来院時，意識レベルJCS 20，体温35.0℃（膀胱温），脈拍54/分（整），血圧90/52mmHg，呼吸は浅く22/分であった。右大腿の外側は紫色を呈し，膝窩動脈，足背動脈および後頸骨動脈の触知は対側にくらべて減弱していた。また，大腿直筋，外側広筋，内側広筋などの筋肉は硬く，大腿部以下の運動麻痺が認められた。血液生化学ではGOT 458IU/L，LDH 6450IU/L，CPK 121 400IU/Lと筋原性酵素の上昇が認められた。また，血中のミオグロビンは213 500ng/mLと高値であった。尿は赤褐色で，沈渣で赤血球は陰性であったが潜血は3＋であった。右下肢の非外傷性挫滅症候群・非外傷性コンパートメント症候群と診断された。非外傷性コンパートメント症候群に対しては緊急筋膜切開術を施行し，右下肢の血行は改善したが右下肢の知覚および運動麻痺の改善は認められなかった。次第に尿量が減少

し，BUNおよびCrの上昇（最大BUN 110mg/dL，Cr 8.6mg/dL）を認めたため，急性腎不全の診断で第6病日より週3回の血液透析法を施行した。その後は，尿量増加しBUNおよびCrの改善を認めたため，第20病日に血液透析法より離脱した。腎機能は徐々に正常化した。第30病日に筋膜切開部を縫縮し，第52病日にリハビリおよび精神科治療目的で総合病院精神科病床へ転院となった。

解 説

　本症例のように急性薬物中毒によって昏睡状態となり，発見まで長時間が経過している場合は，全身を注意深く観察して，圧迫を受けて変色している部分がないか，筋肉が硬くなっていたり腫脹している部分がないか検索することが重要である。また，尿が赤褐色に変色していたり，尿沈渣では赤血球が認められないのに定性では潜血陽性といった高ミオグロビン血症を示唆する所見や，高CPK血症があれば非外傷性挫滅症候群・非外傷性コンパートメント症候群による横紋筋融解症を疑う。非外傷性挫滅症候群では血液透析法が必要となることがあるので，救命救急センターかそれに準じた総合病院に転送する必要がある。また，非外傷性コンパートメント症候群では緊急筋膜切開術が必要であり，救命救急センターかそれに準じた総合病院に転送する必要がある。見逃すと，四肢に機能障害を残すこともあるので注意が必要である。

3 急性薬物中毒の標準治療

 急性薬物中毒の治療は表5に示すように四大原則からなる。適切な全身管理を施行し，服用した薬物が体のなかに吸収される前に取り除く有効な方法があるか（吸収の阻害），吸収されてしまった薬物の排泄をうながす有効な方法があるか（排泄の促進），解毒薬・拮抗薬はあるか，を検討しながら治療を進める。

■表5 急性薬物中毒の治療の四大原則

---
1. 全身管理：バイタルサインを支持する。
2. 吸収の阻害：薬物が体内に吸収される前に取り除く。
3. 排泄の促進：体内に吸収されてしまった薬物を効率よく排泄する。
4. 解毒薬・拮抗薬の投与：薬物の毒性を弱める薬物を投与する。
---

1. 全身管理

 バイタルサインを支持する治療法で，基本的には呼吸の異常，循環の異常，体温の異常，および中枢神経の異常の管理である。急性薬物中毒の治療の四大原則

のうち，後述するように吸収の阻害の方法が予後を改善するエビデンスは乏しく，排泄の促進の方法が有効な薬物や解毒薬・拮抗薬のある薬物はほんの一部である。したがって，急性薬物中毒の治療の成否にとってもっとも重要なのは全身管理である。精神科施設の場合，精神科医や看護師をはじめとした医療スタッフの身体管理能力，設備，常備薬などを考慮して対応困難と判断したら，すみやかに身体科救急施設に転送することが重要である。

1) 呼吸の異常の管理

準備としてはパルスオキシメータによる酸素飽和度の持続モニターや動脈血ガスによる換気状態および酸素化状態の頻回のチェックが必要となる。

a. 換気不全

呼吸中枢抑制や呼吸筋麻痺などによって換気不全をきたしていれば気管挿管して人工呼吸器管理をする必要があるので，身体科救急施設に転送する。

b. 低酸素血症

嚥下性肺炎などによって低酸素血症をきたしていれば，まずは$PaO_2>60Torr$を目標に酸素投与する。酸素投与のみでは，たとえ非再呼吸式リザーバー付きフェイスマスクを用いても低酸素血症が改善しなければ気管挿管して人工呼吸器管理をする必要があるので，身

体科救急施設に転送する。

2) 循環の異常の管理

準備としては心電図の持続モニター，（できれば）自動血圧計による頻回の血圧のチェック，必要な輸液や薬物を投与する静脈路の確保が必要となる。

a. 低血圧

トレンデレンブルグ体位をとらせ，細胞外液または生理食塩水10～20mL/kgを急速に輸液する。輸液療法に反応しなければドパミンまたはノルエピネフリンを持続静注する。それでも反応しなければ身体科救急施設に転送する。

> 塩酸ドパミン注（イノバン注®など）の投与

5～20μg/kg/分で持続静注する。

> ノルエピネフリン注（ノルアドレナリン注®など）の投与

0.3～1μg/kg/分で持続静注する。

b. 高血圧

急性薬物中毒では高血圧は一過性で，薬物療法が不要であることが多い。重症でもほとんどミダゾラムかプロポフォールによる鎮静でコントロールできる。

> ミダゾラム注（ドルミカム注®）の投与

3〜20mg/時で持続静注する。

> 1%プロポフォール注（1%ディプリバン注®）の投与

4mLをボーラスで投与し，その後5〜25mL/時で持続静注する。

c. 徐脈性不整脈（洞性徐脈，房室ブロックなど）

失神や低血圧の症状がなければ治療の必要はない。失神や低血圧などの症状があればまず硫酸アトロピンを静注する。硫酸アトロピンが無効であれば塩酸イソプロテレノールを持続静注する。それでも無効であれば経静脈的ペースメーカーの挿入が必要となるので身体科救急施設に転送する。

> 硫酸アトロピン注（硫酸アトロピン注®）の投与

0.01〜0.03mg/kgを静注する。

> 塩酸イソプロテレノール注（プロタノールL注®）の投与

1〜10μg/分で持続静注する。

d. 心室細動または無脈性心室頻拍

AEDまたはモニター付き除細動器による除細動を試みる。除細動が無効であれば心肺蘇生術を施行しなが

らエピネフリンを静注し1分後に除細動を試みる。この操作を5分ごとに繰り返す。また，抗不整脈薬である塩酸リドカインを静注する。ここまでは精神科施設でもできることが望ましいが，対応困難であれば心肺蘇生術を施行しながら身体科救急施設に転送する。心拍が再開しても再度急変の可能性もあるので身体科救急施設に転送する。

> エピネフリン注（ボスミン注®，エピクィック注®など）の投与

1mgを静注する。

> 塩酸リドカイン注（キシロカイン注®，リドクィック注®など）の投与

1〜2mg/kgを静注する。

e. 脈あり心室頻拍

塩酸リドカインやフェニトインなどの抗不整脈薬を静注するが，身体科救急施設にすみやかに転送する。

> 塩酸リドカイン注（キシロカイン注®，リドクィック注®など）の投与

1〜2mg/kgを静注する。

> フェニトイン注（アレビアチン注®）の投与

5〜15mg/kgを静注する。

f. トルサード・ド・ポアンツ

オーバードライブペーシングまたは塩酸イソプロテレノールや硫酸マグネシウムなどの抗不整脈薬を投与するが，身体科救急施設にすみやかに転送する。

> 塩酸イソプロテレノール注（プロタノールL注®）の投与

$1 \sim 10 \mu g$/分で持続静注する。

> 硫酸マグネシウム注（マグネゾール注®）の投与

$1 \sim 2g$静注後に$3 \sim 20mg$/分で持続静注する。

3) 体温の異常の管理

準備としては深部体温（直腸温，膀胱温など）の持続モニター，心電図の持続モニター，（できれば）自動血圧計による頻回の血圧のチェック，必要な輸液や薬物を投与する静脈路の確保，動脈血ガスによる頻回の酸塩基平衡や換気状態のチェックが必要となる。

a. 高体温

体幹にガーゼを置き，エタノールを塗布して扇風機で送風して気化熱を奪ったり，氷水で胃洗浄を施行したり，クーリングマットを用いて体温をすみやかに39℃以下にすることが脳障害や多臓器不全の予防にとって重要である。ミダゾラムやプロポフォールなどの鎮静薬によって鎮静や筋弛緩がうながされると冷却は容易になる。

> ミダゾラム注（ドルミカム注®）の投与

3〜20mg/時で持続静注する。

> 1%プロポフォール注（1%ディプリバン注®）の投与

4mLをボーラスで投与し，その後5〜25mL/時で持続静注する。

b. 低体温

深部体温で35℃を下回ると低体温症とされている。>34℃が軽症，30〜34℃が中等症，<30℃が重症低体温とされているが，表3 (p.18) にそれぞれの重症度における臨床症状が示されている。中等症では，意識レベルは低下し，心電図は徐脈性心房細動となり胸部誘導を中心にOsborn(J)波がみられ，徐呼吸となる。さらに重症では昏睡状態となり腱反射は消失し，心室細動や心停止をきたしたり，呼吸停止をきたすことがある。復温の方法であるが。軽症では保温や表面加温でよいが，中等症〜重症では（熱を産生して体温上昇をうながすメカニズムである）悪寒（shivering）が消失しているために，表面加温に加えて中心加温が必要になる。特に，重症であったり呼吸・循環が保たれていなければ，厳重な呼吸・循環管理が必要になるばかりでなく胸腔内洗浄，腹腔内洗浄，経皮的心肺補助法などの侵襲の大きな中心加温が必要となるので，身体科救急施設に転送する。図6に精神科施設における復温の

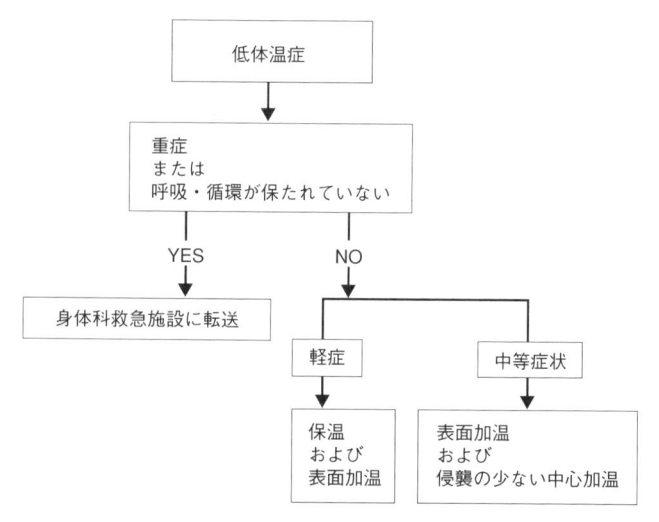

```
              ┌──────────────┐
              │   低体温症    │
              └──────┬───────┘
                     ▼
              ┌──────────────┐
              │    重症       │
              │   または      │
              │呼吸・循環が保たれていない│
              └──┬────────┬──┘
            YES │        │ NO
                ▼        ▼
     ┌─────────────┐  ┌────┬────┐
     │身体科救急施設に転送│  │軽症 │中等症状│
     └─────────────┘  └─┬──┴──┬─┘
                         ▼     ▼
                    ┌────────┐┌────────┐
                    │ 保温   ││表面加温 │
                    │ および ││および  │
                    │ 表面加温││侵襲の少ない中心加温│
                    └────────┘└────────┘
```

■図6 精神科施設における復温法

方法を示す。

① 保温:部屋を暖かくして,濡れた着衣を脱がせ,温かい絶縁物で体をおおって熱の喪失を防ぐ。

② 表面加温:電気毛布,加温マット,湯たんぽなどにより加温する。ただし,表面加温するとそれまで収縮していた末梢血管が拡張してショックをきたしたり (rewarming shock),末梢の冷たい血液が中心循環に流入して体温がかえって下がる (after drop現象) ことがあるので注意が必要である。これらを避けるためには,熱の暴露を患者の腹部や胸部などの体幹に限り,四肢の復温を急がない。

③ 侵襲の小さな中心加温:加温輸液もしくは気道

加温により加温する。

[加温輸液]

43℃の加温生理食塩水を輸液する。

低体温では寒冷利尿（cold diuresis）により脱水しているため大量輸液が必要であることが多いが，逆流式熱交換器を用いると加温された輸液を必要最大速度で投与することができる。

[気道加温]

42〜46℃の加温・加湿酸素を，フェイスマスクまたは気管挿管チューブより投与する。

侵襲が少なく容易に導入できる。肺胞は熱移動に利用できる表面積が大きいのでこの方法はかなり有効である。

4）中枢神経の異常の管理

a. 昏睡

解毒薬・拮抗薬のあるもの以外は，原因薬物の代謝・排泄などによって意識が回復するのを待つ。舌根沈下などによって気道に問題があれば気管挿管などによって気道を確保する。また，輸液によって脱水を予防する。

b. 痙攣

痙攣のコントロールは脳障害を予防するうえで重要である。痙攣が持続していればジアゼパムを静注するかミダゾラムを静注または筋注する。痙攣重積にはミ

ダゾラムまたはプロポフォールを持続静注する。痙攣の予防にはフェノバルビタールを筋注する。

> ジアゼパム注（セルシン注®，ホリゾン注®）の投与

痙攣が持続：5〜10mgを静注する。

> ミダゾラム注（ドルミカム注®）の投与

痙攣が持続：2.5〜15mgを静注または筋注する。
痙攣重積：3〜40mg/時で持続静注する。

> 1%プロポフォール注（1%ディプリバン注®）の投与

痙攣重積：5〜50mL/時で持続静注する。

> フェノバルビタール注（フェノバール注®）の投与

痙攣の予防：50〜200mgを筋注する。

c. 興奮

身体管理を困難とし患者の安全を脅かしていれば，抑制帯を用いて四肢および体幹を抑制し，ミダゾラムまたはプロポフォールを持続静注したり，ハロペリドールを静注または筋注する。

> ミダゾラム注（ドルミカム注®）の投与

3～20mg/時で持続静注する。

> 1%プロポフォール注（1%ディプリバン注®）の投与

4mLをボーラスで投与し，その後5～25mL/時で持続静注する。

> ハロペリドール注（セレネース注®，リントン注®など）の投与

5～10mgの静注または筋注を適宜繰り返す。

2. 吸収の阻害

急性薬物中毒の治療の四大原則うち「吸収の阻害」とは薬物が体内に吸収される前に取り除くことで，表6に示した方法がある。このうち経口摂取による毒物中毒に対しては，催吐，胃洗浄，活性炭の投与，全腸洗浄，下剤の投与などの方法があるが，現在ではこれらの適応が大きく見直され，催吐や下剤の投与だけでなく，以前はルーチンに施行されていた胃洗浄も身体科救急施設でさえも施行されなくなっている。ましてや精神科医が胃洗浄をする適応のある急性薬物中毒はほとんどないと考えてよい。むしろ，精神科医は適応や禁忌を犯して胃洗浄を施行して嚥下性肺炎などの合併症をきたさないようにすべきである（p.11「嚥下性肺炎」の項参照）。精神科医が治療にあたる可能性のある向精神

■表6　吸収の阻害の方法

1. 隔離および新鮮な空気または酸素の投与：ガス中毒
2. 水洗：皮膚や粘膜の汚染
3. 催吐：吐根シロップなど
4. 胃洗浄
5. 活性炭の投与
6. 全腸洗浄
7. 下剤の投与

薬を中心とした急性薬物中毒では「吸収の阻害」としては活性炭の投与が中心となる。

1) 催吐

催吐は嘔吐を誘発して胃内に残留する薬物を回収する方法である。欧米ではipecac syrup（吐根シロップ）という催吐薬が用いられてきた。しかし，現在では「ipecac syrupを用いた催吐による除去効率は個体差が大きい」「ipecac syrupを用いた催吐による除去量は時間経過とともに減少する」「ipecac syrupを投与すると活性炭や経口の解毒薬・拮抗薬の投与が遅れたり，有効性を減弱させる可能性がある」などの根拠によって，適応は大きく見直され，（現場で服用直後であれば有効な可能性はあるが）少なくとも医療施設では施行されなくなった。意識障害があったり，今後意識レベルが低下する可能性のある患者，腐食性物質や石油製品を服用している患者には禁忌である。

■表7　胃洗浄の合併症

1. 嚥下性肺炎
2. 咽頭，食道，胃に対する機械的損傷
3. 体液および電解質の不均衡
4. 咽頭攣縮
5. 低酸素血症
6. 不整脈
7. 心停止
8. 洗浄チューブの気管への誤挿入

2) 胃洗浄

　胃洗浄は胃内に残留する薬物を胃に挿入された洗浄チューブによって回収する方法である。以前は経口摂取による急性薬物中毒に対して，胃洗浄はルーチンでおこなわれていた。また，急性薬物中毒を繰り返さないための懲罰的な意味もあるともいわれていた。しかし，現在では胃洗浄の適応は大きく見直されている。その最大の根拠は，「胃洗浄が急性毒物中毒の予後を改善するエビデンスがない」一方で，「胃洗浄によって合併症は有意に増加する」である。

a. 胃洗浄の合併症

　表7に胃洗浄による代表的な合併症をあげる。最も頻度の高い合併症が嚥下性肺炎である（p.11「嚥下性肺炎」の項参照）。また，胃に太くて硬い洗浄チューブを挿入する際に，咽頭，食道，胃に機械的損傷をきたすことがある。食道穿孔の報告もある。その他に，洗浄チューブの機械的刺激や自律神経反射などによって不整脈，

低血圧や心停止が誘発されたとする報告や，洗浄チューブを過って気管に挿入して洗浄したために死亡したとする報告もある。このように，生命を脅かす重大な合併症も含まれている。

b. 胃洗浄の適応と禁忌

「胃洗浄が急性薬物中毒の予後を改善するエビデンスがない」「胃洗浄によって合併症は有意に増加する」という根拠に加えて，「胃洗浄による除去効率は個体差が大きい」「胃洗浄による除去量は時間経過とともに減少する」などの根拠によって，現在，国際的に推奨されている毒物中毒に対する胃洗浄の適応は，表8に示したように「致死量を服用し，かつ，1時間以内であれば胃洗浄を考慮する」である。"施行する"のではなく"考慮する"としている最大の根拠は，胃洗浄を施行した後に活性炭を投与する場合と活性炭の単独投与の場合の除去効率を比較検討した結果「活性炭に吸着される薬物であれば活性炭の単独投与で十分だとする研究が多い」ことである。胃洗浄の適応が最もあるのは，炭酸リチウムなど活性炭に吸着されにくい薬物による急性薬物中毒である（p.40「活性炭の投与」の項参照）。

胃洗浄の禁忌は表8に示すように，まず第一に「意識障害があり咽頭反射などの気道保護反射が減弱または消失しているのに気管挿管されていない場合」である。誤嚥によって窒息や肺炎をきたす可能性があるからである。第二に「石油製品を服用した場合」である。石

■表8　胃洗浄の適応と禁忌

【適応】
致死量を服用して，1時間以内なら考慮する。

【禁忌】
1. 気道保護反射が消失または減弱しているのに気管挿管されていない場合。
2. 石油製品を服用した場合。
3. 腐食性物質を服用した場合

※精神科医が胃洗浄をする適応のある急性薬物中毒はほとんどない。

油製品は粘度が低く揮発性があるため気道に入りやすいが，粘膜刺激作用が強く化学性肺炎をきたす可能性があるためである。第三に酸・アルカリなどの「腐食性物質を服用した場合」である。口腔，咽頭，食道粘膜が再度腐食性物質に暴露されて腐食性病変が進行する可能性があるためである。

　薬物を服用してから医療施設に搬送されるまで，平均3～4時間といわれている。活性炭に吸着される薬物であれば，たとえ致死量を服用していても活性炭の単独投与でよい。致死量を服用した患者は身体科救急施設に任せるべきである。以上のことを考えると，精神科医が胃洗浄を施行する適応のある急性薬物中毒はほとんどない。

　c. 胃洗浄の方法

　胃洗浄の効率を上げるために，薬物の粒子や錠剤も回収できる36～40Fの太い洗浄チューブを胃に挿入す

る。患者の体位を左側臥位および頭部低位にする。これは解剖学的に胃の幽門部を高くすることによって胃内容物の十二指腸への流出を防ぐためである。また，この体位によって胃内容物の逆流や嘔吐の際に誤嚥するリスクが減少する。洗浄液は，電解質異常をきたしにくい成人では水道水でよいが，水道水では低ナトリウム血症をきたすリスクがある小児では生理食塩水を用いる。冷たい洗浄液は胃壁の収縮を誘発し胃洗浄の効率を下げるなどの理由で，洗浄液は38℃程度に温める。1回に注入する洗浄液の量が多すぎると胃内容物を十二指腸に流出させてしまうので，1回の洗浄液の注入量は200～300mLが適当とされている。洗浄液の注入，および洗浄液の排液を，洗浄液がきれいになるまで繰り返す。

3) 活性炭の投与

　経口または胃管より活性炭を投与して，薬物を活性炭に吸着・排泄させて消化管内から薬物を取り除く方法である。以前は胃洗浄の後に活性炭の投与が施行されていたが，胃洗浄に比べて合併症が有意に少なく，胃洗浄を施行した後に活性炭を投与する場合と活性炭の単独投与の場合の除去効率を比較検討した結果，「活性炭に吸着される薬物であれば活性炭の単独投与で十分だとする研究が多い」ため，たとえ致死量を服用して1時間以内であっても活性炭の単独投与でよい。

3 急性薬物中毒の標準治療

■表9 活性炭に吸着されにくい薬物
Activated charcoal is a fickle agent.
「活性炭はなんでもくっつける浮気もの」と覚えて
みてはどうか。

A：	**a**lcohols（アルコール類），**a**lkalis（アルカリ）
F：	**f**luorides（フッ化物）
I：	**i**ron（鉄），**I**ode（ヨード），**i**norganic acids（無機酸）
C：	**c**yanides（青酸化合物）
K：	**k**alium（カリウム）
L：	**l**ithium（リチウム）
E：	**e**thylene glycol（エチレングリコール）

a. 活性炭に吸着されにくい薬物

　非選択的にほとんどの薬物は活性炭に吸着されるが，表9に示す薬物は例外的にほとんど吸着されないので注意が必要である。活性炭に吸着されにくい薬物を著者は"Activated charcoal is a fickle agent.（活性炭はなんでもくっつける浮気者）"と覚えることを提唱している。このなかでは，精神科医が治療する可能性のあるリチウムは重要である。

b. 活性炭の投与の適応と禁忌

　活性炭の投与は「胃洗浄に比べて合併症が有意に少ない」などの根拠によって，現在，国際的に推奨されている毒物中毒に対する活性炭の投与の適応は表10に示したように「中毒量を服用し，かつ，1時間以内であれば活性炭の投与を考慮する」である。しかしながら，重大な合併症がほとんどないこともあって，実際の臨床現場では服用してから数時間経過していても活性炭

■表10 活性炭の投与の適応と禁忌

【適応】
中毒量を服用して1時間以内なら考慮する。
（実際の臨床現場では服用してから数時間経過していても施行されている）

【禁忌】
気道保護反射が消失または減弱しているのに気管挿管されていない場合。

※精神科医は活性炭の投与をするだけでよい。

の投与が施行されているのが現状である。

活性炭投与の禁忌は表10に示すように，「意識障害があり咽頭反射などの気道保護反射が減弱または消失しているのに気管挿管されていない場合」である。誤嚥によって窒息や肺炎をきたす可能性があるからである。

c. 活性炭の投与の方法

図7に示すように，活性炭と微温湯（または温めた下剤の溶液）の懸濁液を調整する。意識障害があれば16～18F程度の細く柔らかい胃管を挿入し，胃内容物を十分に吸引し，45度にベッドアップしてから胃管より上記の懸濁液を注入する。意識がよければ経口投与する。

活性炭の投与に用いる胃管は活性炭を胃内に注入することが目的なので，胃内容物の逆流や嘔吐による誤嚥や機械的損傷などの合併症をきたすリスクの少ない細くて柔らかいものとする。

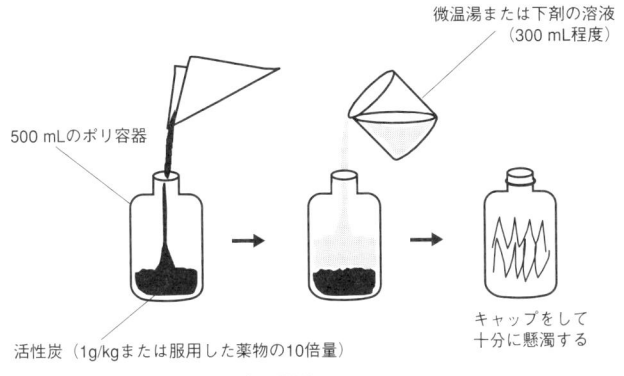

■図7 活性炭の懸濁液の調整

[活性炭の投与]

1g/kgまたは服用した薬物の10倍量の活性炭と微温湯（または温めた下剤の溶液）の懸濁液を胃管より注入する。意識がよければ経口投与する。

4) 全腸洗浄

徐放剤や腸溶剤のように胃洗浄では除去できない薬物，活性炭にはあまり吸着しない薬物，不法ドラッグのパッケージのような本来は腸管からは吸収されないが破れると危険なもの，を腸管から除去する方法である。

a. 全腸洗浄の適応と禁忌

全腸洗浄の適応は「中毒量の徐放剤，腸溶剤，鉄剤，不法ドラッグのパッケージを服用した場合に考慮する」である。

全腸洗浄の禁忌は,「意識障害があり咽頭反射などの気道保護反射が減弱または消失しているのに気管挿管されていない場合」「消化管の閉塞, 穿孔, イレウスがある場合」「難治性の嘔吐がある場合」「循環動態が不安定な場合」である。

b. 全腸洗浄の方法

ポリエチレングリコール電解質液を調整する。意識障害があれば16〜18F程度の細く柔らかい胃管を挿入し, 胃内容物を十分に吸引する。直腸チューブを挿入する。45度にベッドアップしてからポリエチレングリコール電解質液を胃管より注入する。意識がよければ経口投与することも可能である。直腸チューブからの排液を確認することも重要である。

> ポリエチレングリコール電解質液の調整

ニフレック®1袋を2Lの専用の溶解容器のなかで2Lの微温湯に溶解させる。

> ポリエチレングリコール電解質液の投与

1〜2L/時の速度で直腸からの排液がきれいになるまで投与する。

5) 下剤の投与

以前はMg製剤やポリエチレングリコール製剤などが用いられてきた。しかし, 現在では下剤の単独投与は

■表11　排泄の促進の方法

1. 活性炭の繰り返し投与
2. 尿のアルカリ化
3. 急性血液浄化法（血液透析法，血液灌流法）

＊強制利尿（大量輸液＋利尿薬）は施行しない。
＊輸液量は脱水を補正したり，脱水を予防する程度でよい。

意味がないと考えられている。（活性炭と下剤の溶液を懸濁して投与するなど）活性炭と組み合わせて下剤を投与する意味については議論の分かれるところではあるが，有効であるエビデンスはない。

3. 排泄の促進

　急性薬物中毒の治療の四大原則うち「排泄の促進」とは体内に吸収されてしまった薬物を効率よく排泄させることで，表11に示す方法がある。このうち精神科医が施行する可能性があるのは活性炭の繰り返し投与と尿のアルカリ化である。以前は大量輸液しながら必要に応じて利尿薬を投与するという強制利尿が施行されていた。ところが，強制利尿を施行しても薬物のクリアランスは大きくは増えない一方で，肺水腫や電解質異常などの合併症が有意に増加するという理由で現在では施行されなくなっている。急性薬物中毒では輸液量は脱水を補正したり，脱水を予防する程度の量で十分である。

1) 活性炭の繰り返し投与

 腸管内に活性炭を繰り返し投与することによって胆汁中に排泄される薬物や薬物の代謝物を活性炭に吸着・排泄させたり，腸管粘膜を介して血中の薬物を吸着・排泄させる（腸管透析）ことである。経口摂取された後に腸管から吸収され，肝臓でグルクロン酸抱合され，胆汁中に分泌され，腸管内に排泄され，大腸でβ-グルクロニダーゼによって分解され，再び腸管より吸収される，すなわち，腸肝循環する薬物や分布容積[注]が小さい薬物には有効である。表12に活性炭の繰り返し投与が有効な薬物を示す。なかでも精神科医が治療する可能性のあるフェノバルビタールやカルバマゼピンは重要である。これらの薬物による急性薬物中毒では，通常の治療では薬物がなかなか体内から排泄されずに中毒症状が遷延するが，活性炭の繰り返し投与を施行すると比較的すみやかに中毒症状が改善する。

a. 活性炭の繰り返し投与の方法

 図7（p.43）と同様に活性炭と微温湯（または温めた下剤の溶液）の懸濁液を調整する。意識障害があれば16〜18F程度の細く柔らかい胃管を挿入し，胃内容物を十分に吸引し，45度にベッドアップしてから胃管より

注 分布容積（Vd）（L/kg）とは体重あたりの体内の薬物総量（mg/kg）を薬物の血中濃度（mg/L）で割った値である。薬物が血液内，細胞外液中，組織内に均等に分布していればVd＝1となるが，組織内よりも血液内または細胞外液中に多く分布していればVd＜1となり，血液または細胞外液中よりも組織内に多く分布していればVd＞1となる。したがって，分布容積が小さくなければ急性血液浄化法は有効ではない。

■表12 活性炭の繰り返し投与が有効な薬物

1. 肝循環する薬物
    フェノバルビタール
    カルバマゼピン
    ダプソン
    キニーネ

2. 分布容積の小さい薬物
    テオフィリン

繰り返しこの懸濁液を注入する。意識がよければ繰り返し経口投与する。

> **活性炭の繰り返し投与**
>
> 初回：1g/kgの活性炭と微温湯（または温めた下剤の溶液）との懸濁液を胃管より注入する（意識がよければ経口投与）。
>
> 維持量：4時間ごとに0.5〜1g/kgの活性炭と微温湯との懸濁液を胃管より注入する（意識がよければ経口投与）。

2) 尿のアルカリ化

腎血流に乗って運ばれてきた薬物は糸球体でろ過されたり，尿細管より分泌されるが，尿細管で水とともに再吸収を受ける。ところが尿をアルカリ性にすると弱酸性の薬物は再吸収を受けにくいイオン型になるため排泄が促進される。これがイオントラッピングである。弱酸性の（アスピリンなどの）サリチル酸類やフ

ェノバルビタールによる急性薬物中毒では,尿のアルカリ化が有効な可能性がある。しかし,フェノバルビタールの尿中排泄率は25％程度しかなく,多くは肝臓で代謝されて腸肝循環するため尿のアルカリ化より活性炭の繰り返し投与のほうがはるかに有効である。

a. 尿のアルカリ化の方法

以下の方法によって尿のpHを7.5〜8.5に維持する。

> 尿のアルカリ化
>
> 炭酸水素ナトリウム200mEq（メイロン84注®200mL）を1時間以上かけて静注する。先行するアシドーシスがあれば,投与時間を短縮するか投与量を増やす。
>
> その後,炭酸水素ナトリウムを必要に応じて静注し,尿のpHを7.5〜8.5に維持する。

3) 急性血液浄化法 (参考)

急性薬物中毒では血液灌流法または血液透析法のいずれかが用いられ,それぞれ吸着と拡散のメカニズムによって排泄がうながされる。薬物動態によって有効性はさまざまな制限を受けるので,実際に適応のある薬物は極めて少ない。まずは数時間かけて急性血液浄化法を施行するのであるから,半減期が（例えば数十分というように）短い薬物には急性血液浄化法は無効である。また,血液を浄化するので分布容積[注]が大きく

て血液や細胞外液よりも組織により分布する薬物には血液浄化法は無効である。

血液灌流法は血液吸着法ともよばれているが、ビーズ状になった吸着剤（活性炭）の詰まったカートリッジに血液を灌流させて、薬物を吸着剤に接触・吸着させて除去する方法である。血液灌流法では薬物は吸着剤に直接に接触・吸着されて除去されるので分子量や蛋白結合率にはあまり影響を受けない。血液灌流法が有効であるエビデンスのある薬物はフェノバルビタール、フェニトイン、テオフィリン、カルバマゼピンである。

血液透析法は中空子となっている透析膜の中に血液を、外に透析液を灌流させることによって透析膜を介して血液と透析液を接触させて、両者の濃度勾配に従った拡散のメカニズムで薬物を透析液の側に排泄させる方法である。薬物の分子量が小さく透析膜を通過できなくてはならない（通常は500ダルトン以下）。また、多くの薬物は血中で蛋白と結合するが、蛋白結合率が低く遊離型の割合が多いものは、蛋白結合率が高く遊離型の割合が少ないものに比べて効率よく除去できる。血液透析法が有効であるエビデンスのある薬物はメタノール、エチレングリコール、アスピリンなどのサリ

注　分布容積（Vd）(L/kg)とは体重あたりの体内の薬物総量（mg/kg）を薬物の血中濃度（mg/L）で割った値である。薬物が血液内、細胞外液中、組織内に均等に分布していればVd＝1となるが、組織内よりも血液内または細胞外液中に多く分布していればVd＜1となり、血液内または細胞外液中よりも組織内に多く分布していればVd＞1となる。したがって、分布容積が小さくなければ急性血液浄化法は有効ではない。

■表13　急性血液浄化法が有効な薬物
　　　　PTC(血液灌流法)-MEAL(血液透析法) と覚えてみてはどうか。

P： **p**henobarbital（フェノバルビタール），**p**henytoin（フェニトイン）
T： **t**heophylline（テオフィリン）
C： **c**arbamazepine（カルバマゼピン）

M： **m**ethanol（メタノール）
E： **e**thylene glycol（エチレングリコール）
A： **a**spirin（アスピリン，サリチル酸塩）
L： **l**ithium（リチウム）

チル酸類，リチウムである。

　表13に示すように急性血液浄化法が有効な薬物を著者は"PTC(血液灌流法)-MEAL(血液透析法)"と覚えることを提唱している。

4．解毒薬・拮抗薬の投与

　急性薬物中毒の治療の四大原則うち「解毒薬・拮抗薬の投与」とは薬物の毒性を減弱させる薬物を投与することである。表14に代表的な解毒薬・拮抗薬を示す。解毒薬・拮抗薬のある薬物による急性薬物中毒のほとんどは身体科救急施設に治療を任せるべきものであるうえに，頻度もまれであるので，それらの解毒薬・拮抗薬を，精神科施設に常備する必要はない。ただし，重症の急性（第一世代）三環系抗うつ薬中毒には解毒薬・拮抗薬として炭酸水素ナトリウムを投与すること

■表14　代表的な解毒薬・拮抗薬

1. 炭酸水素ナトリウム：三環系抗うつ薬中毒
2. フルマゼニル：ベンゾジアゼピン中毒
3. N-アセチルシステイン：アセトアミノフェン中毒
4. 亜硝酸薬およびチオ硫酸ナトリウム：青酸化合物中毒
5. PAMおよび硫酸アトロピン：有機リン中毒
6. BAL：ヒ素などの重金属中毒
7. エタノール：メタノール中毒，エチレングリコール中毒
8. 酸素：一酸化炭素中毒

は知っておく必要がある（p.65「解毒薬・拮抗薬の投与」の項参照）。

1）急性ベンゾジアゼピン中毒

　ベンゾジアゼピン系薬物の拮抗薬にはベンゾジアゼピン受容体拮抗薬であるフルマゼニルがあるが，ベンゾジアゼピン系薬物による急性薬物中毒は予後が良好である，フルマゼニルは半減期が短く効果が長続きしない，痙攣を誘発することがある，などの理由で鑑別に用いられることはあっても，治療で用いられることはほとんどない（p.58「診断のポイント」の項参照）。

2）急性（第一世代）三環系抗うつ薬中毒

　QRS時間の延長，心室性不整脈，低血圧を認めたら炭酸水素ナトリウムの静注を繰り返して血液のpHを7.45〜7.55に保つ（p.65「解毒薬・拮抗薬の投与」の項参照）。

> 炭酸ナトリウムの投与

1〜2mEq/kgの静注を繰り返して血液のpHを7.45〜7.55に保つ

5. まとめ

急性薬物中毒の標準治療を図8のフローチャートにまとめた。吸収の阻害に関しては予後を改善するエビデンスが乏しく適応がかなり制限され,排泄の促進が有効な薬物や解毒薬・拮抗薬のある薬物はほんの一部であることがわかる。精神科医は,急性薬物中毒の治療でもっとも重要なのは全身管理であることを認識すべきである。

3 急性薬物中毒の標準治療   53

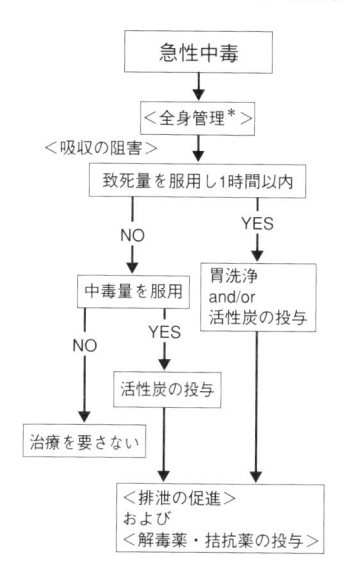

```
            ┌──────────┐
            │  急性中毒  │
            └─────┬────┘
                  ↓
           <全身管理*>
   <吸収の阻害>
                  ↓
         ┌─────────────────┐
         │ 致死量を服用し1時間以内 │
         └─────────────────┘
            NO ↓      ↓ YES
               ↓      ↓
      ┌──────────┐   胃洗浄
      │ 中毒量を服用 │  and/or
      └──────────┘  活性炭の投与
        NO ↓  ↓ YES
           ↓  ↓
           ↓ 活性炭の投与
           ↓
     治療を要さない
                  ↓
           <排泄の促進>
              および
         <解毒薬・拮抗薬の投与>
```

<排泄の促進>

尿のアルカリ化
  アスピリン中毒
  フェノバルビタール中毒

活性炭の繰り返し投与
  カルバマゼピン中毒
  フェノバルビタール中毒
  ダプソン中毒
  キニーネ中毒
  テオフィリン中毒

(血液灌流法)
  フェノバルビタール中毒
  フェニトイン中毒
  テオフィリン中毒
  カルバマゼピン中毒

(血液透析法)
  メタノール中毒
  エチレングリコール中毒
  アスピリン中毒
  リチウム中毒

<解毒薬・拮抗薬>

炭酸水素ナトリウム
  (第一世代) 三環系抗うつ薬中毒
フルマゼニル
  ベンゾジアゼピン中毒
N-アセチルシステイン
  アセトアミノフェン中毒
亜硝酸薬およびチオ硫酸ナトリウム
  青酸化合物中毒
PAMおよび硫酸アトロピン
  有機リン中毒
BAL
  ヒ素などの重金属中毒
エタノール
  メタノール中毒
  エチレングリコール中毒
酸素
  一酸化炭素中毒

*全身管理が最も重要である。

■図8 急性中毒の標準治療のまとめ

■参考文献

1) 上條吉人：向精神薬過量服用の治療の際に見逃してはならない合併症. 臨床精神薬理, 4; 1283, 2001.

2) 上條吉人, 相馬一亥：偶発性低体温症－病態と治療－. 救急・集中治療, 13; 1227-1234, 2001.

3) 上條吉人：イラスト＆チャートでみる急性中毒診療ハンドブック. 医学書院, 東京, 2005.

4) 上條吉人：XII. 環境障害・電解質異常の診断・治療・ケア. 104低体温症の管理指針, 救急・集中治療ガイドライン. 総合医学社, 東京, pp.794-795, 2006.

5) 上條吉人：精神障害のある救急患者対応マニュアル. 医学書院, 東京, 2007.

II章　急性向精神薬中毒

急性薬物中毒は身体障害であり，精神障害ではない。したがって，本来は身体科救急施設で治療されるべきものである。しかしながら，精神科で処方されている精神治療薬をはじめとした向精神薬（精神に作用する薬物の総称）による急性薬物中毒では，身体科医は（毒性を含めて）向精神薬を熟知していない，精神障害を背景とした患者の対応に不慣れである，一般に予後は良好である，などの理由で身体科救急施設での受け入れを拒まれて，（主としてかかりつけの）精神科施設に搬送されることがたびたびある。したがって，精神科医も向精神薬による急性薬物中毒の治療に関してはある程度は知っておく必要がある。ただし，急性三環系抗うつ薬中毒や急性覚醒剤中毒は入院後に急変して死亡することがあるので注意が必要である。そこで，II章では急性向精神薬中毒とは別に，「急性三環系抗うつ薬中毒」と「急性覚醒剤中毒」の項目を設けた。また，リチウムに関しては急性薬物中毒では重症化はまれであるが，慢性中毒では重症となることがしばしばあるので「慢性リチウム中毒」の項目を設けた。

① 三環系抗うつ薬以外の向精神薬による急性薬物中毒

　向精神薬のなかでも精神治療薬に関しては，抗精神病薬ではセロトニン・ドパミン拮抗薬（SDA）などの非定型抗精神病薬が，抗うつ薬では選択的セロトニン再取り込み阻害薬（SSRI）やセロトニン・ノルエピネフリン再取り込み阻害薬（SNRI）が主流になりつつある。また，抗不安薬や催眠薬ではすでにベンゾジアゼピン系薬物が主流である。これらの薬物は治療係数[注]が大きく大量服薬しても重症化の可能性が低い。ところが，従来からある三環系抗うつ薬による急性向精神薬中毒では，死亡例が散見されるので，別項で扱う（p.62「急性（第一世代）三環系抗うつ薬中毒」およびp.67「急性アモキサピン中毒」の項参照）。

注　治療係数とは薬物の安全性を表す指標で，50％致死量（LD_{50}）を50％有効量（ED_{50}）で割った値である。安全な薬物はED_{50}に比べてLD_{50}ははるかに大きいので治療係数は大きくなる。

1. 診断のポイント

　精神障害や精神治療薬の処方歴のある患者に意識障害を認めれば，精神治療薬による急性薬物中毒を疑う。しかしながら，精神障害や精神治療薬の処方歴がなくても家族や知人などから譲り受けた精神治療薬による場合もあるので注意が必要である。ただし，意識障害の原因を急性薬物中毒と決めつけずに，頭部単純および造影CT，血液検査，髄液検査などによって身体疾患などと鑑別することが重要である。

　尿の定性キットであるTriage®は，精神治療薬ではバルビツール酸類（BAR），ベンゾジアゼピン類（BZO），（第一世代）三環系抗うつ薬類（TCA）を一斉に簡易分析することができる。ただし，ベンゾジアゼピン系薬物のなかにはこのキットで検出できないものがいくつかあること，第二世代の三環系抗うつ薬であるアモキサピンや四環系抗うつ薬であるミアンセリンやマプロチリンなどは検出できないことに注意する。

　フルマゼニル（アネキセート®）はベンゾジアゼピン受容体の特異的な拮抗薬で，ベンゾジアゼピン系薬物による急性中毒の鑑別に役立つことがある。ただし，痙攣を誘発することがあるので，痙攣の既往のある患者，アモキサピンなど痙攣の原因となりうる薬物との複合中毒では使用しない。

> フルマゼニル注（アネキセート注®）の投与

覚醒するまで0.2〜0.3mg（2〜3mL）の投与を繰り返す（最大3mg（30mL））。

2. 治療のポイント

1）全身管理

適切な全身管理をすればほとんど救命できる。服用した精神治療薬の毒性よりも，嚥下性肺炎，低体温症，横紋筋融解症といった合併症のほうが重大であることがあるので，見逃さず対処する（p.11「急性薬物中毒の合併症」の項参照）。また，急性抗精神病薬中毒では悪性症候群の，急性SSRI中毒ではセロトニン症候群の続発などにも注意する。

2）吸収の阻害

a．胃洗浄

致死量を服用して1時間以内であれば胃洗浄を考慮する。ただし，致死量を服用していても活性炭に吸着されないリチウム以外は活性炭の投与のみで十分である（p.37「胃洗浄」の項参照）。

b．活性炭の投与

中毒量を服用していれば活性炭の投与を考慮する。ただし，リチウムは活性炭には吸着されないので無効

である（p.40「活性炭の投与」の項参照）。

3）排泄の促進

a．活性炭の繰り返し投与

腸肝循環を受けるフェノバルビタールやカルバマゼピンには活性炭の繰り返し投与が有効である（p.46「活性炭の繰り返し投与」の項参照）。

b．尿のアルカリ化

弱酸性であるフェノバルビタールによる急性薬物中毒には有効な可能性があるが，フェノバビタールの尿中排泄は25％程度で，多くは肝臓で代謝されて腸肝循環する。したがって活性炭を繰り返し投与するほうが尿のアルカリ化よりはるかに有効である（p.47「尿のアルカリ化」の項参照）。

c．急性血液浄化法

フェノバルビタール，フェニトイン，カルバマゼピンには血液灌流法が有効である。リチウムには血液透析法が有効である（p.48「急性血液浄化法」の項参照）。

4）解毒薬・拮抗薬の投与

ベンゾジアゼピン系薬物の拮抗薬にはベンゾジアゼピン受容体拮抗薬であるフルマゼニルがあるが，フルマゼニルは半減期が短く効果が長続きしない，痙攣を誘発することがある，急性ベンゾジアゼピン中毒は予

後が良好である，などの理由から鑑別に用いられることがあっても，治療で用いられることはほとんどない。

■参考文献

1) 上條吉人：第4章 症状別の看護, 38 急性薬物中毒. ナースのポケットに強い味方, 救急看護へのサポート. 南山堂, 東京, pp.206-207, 2002.

2) 上條吉人：大量服薬の場合. 精神科治療学, 18（増刊号）; 182-186, 2003.

3) 上條吉人：中毒性物質による自殺企図－向精神薬および市販薬による急性中毒を中心に－. 精神科治療学, 20（増刊号）; 348-351, 2005.

4) 上條吉人：イラスト＆チャートでみる急性中毒診療ハンドブック. 医学書院, 東京, 2005.

5) 上條吉人：急性中毒の治療. 救急・集中治療, 17; 561-567, 2005.

6) 上條吉人：特集 大量服薬・服毒患者の精神科的問題. 中毒研究, 18; 119-122, 2005.

7) 上條吉人：急性医薬品中毒. 内科, 97; 1296-1297, 2006.

8) 上條吉人：精神障害のある救急患者対応マニュアル. 医学書院, 東京, 2007.

② 急性（第一世代）三環系抗うつ薬中毒

　イミプラミンやアミトリプチリンなどの第一世代三環系抗うつ薬は，中枢性セロトニン再取り込み阻害作用や中枢性ノルエピネフリン再取り込み阻害作用によって抗うつ作用を発揮する。第一世代三環系抗うつ薬は，さらにヒスタミンH_1受容体遮断作用，ムスカリン受容体遮断作用，$α_1$アドレナリン受容体遮断作用，膜興奮抑制（キニジン様）作用などを併せ持っていて，大量服薬ではこれらの薬理作用が増強されて中毒症状が発現する。なかでも重要なのは膜興奮抑制（キニジン様）作用で，大量服薬では心筋伝導障害および心筋収縮力抑制をきたし，心筋異常伝導，心室性不整脈，低血圧などが生じる。大量服薬後数時間以内の死亡の原因の多くは，心室頻拍や心室細動といった心室性不整脈である。典型的な心電図異常は図9に示すようなQRS時間やQTc時間の延長をともなう洞性頻脈であるが，重症度の指標としては，QRS時間が最も鋭敏とさ

注　治療係数とは薬物の安全性を表す指標で，50％致死量（LD_{50}）を50％有効量（ED_{50}）で割った値である。安全な薬物はED_{50}に比べてLD_{50}ははるかに大きいので治療係数は大きくなる。

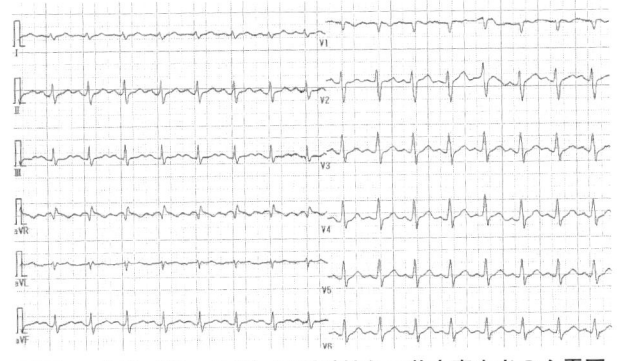

■図9　急性（第一世代）三環系抗うつ薬中毒患者の心電図
－QRS時間およびQTc時間の延長をともなう洞性頻脈

れている。QRS時間が0.12秒以上の延長は重症で，0.16秒以上の延長では心室性不整脈をきたす可能性がある。第一世代三環系抗うつ薬は治療係数[注]が小さく常用量の10倍程度でも重篤な中毒をきたす。中毒量の目安は10mg/kg以上，致死量の目安は20mg/kg以上である。

1. 診断のポイント

うつ病などの精神障害や第一世代三環系抗うつ薬の処方歴のある患者に意識障害，QRS時間やQTc時間の延長，心室性不整脈を認めれば，急性第一世代三環系抗うつ薬中毒を疑う。しかしながら，精神障害や精神治療薬の処方歴がなくても家族や知人などから譲り受けた第一世代三環系抗うつ薬による場合もあるので注意が必要である。また尿の定性キットであるTriage®では三環系抗うつ薬類（TCA）として検出される。

2. 治療のポイント

1) 全身管理

中毒量（10mg/kg以上）を服用していれば無症状でも6時間，中毒症状があれば24時間は心電図モニター下で厳重に管理する。

2) 吸収の阻害

a. 胃洗浄

致死量（20mg/kg以上）を服用して1時間以内であれば胃洗浄を考慮する。致死量を服用していても活性炭の投与のみで十分である。

b. 活性炭の投与

中毒量（10mg/kg以上）を服用していれば活性炭を投与する。

3) 排泄の促進

分布容積[注]が大きく有効な手段はない。

注 分布容積（Vd）（L/kg）とは体重あたりの体内の薬物総量（mg/kg）を薬物の血中濃度（mg/L）で割った値である。薬物が血液内，細胞外液中，組織内に均等に分布していればVd＝1となるが，組織内よりも血液内または細胞外液中に多く分布していればVd＜1となり，血液内または細胞外液中よりも組織内に多く分布していればVd＞1となる。したがって，分布容積が小さくなければ急性血液浄化法は有効ではない。

4) 解毒薬・拮抗薬の投与

0.12秒以上のQRS時間の延長，心室性不整脈，低血圧を認めたら炭酸水素ナトリウムの静注を繰り返して血液をアルカリ化する。炭酸水素ナトリウムは細胞外のナトリウム濃度を上昇させたり，早いナトリウムチャンネルに対するpHの直接作用によって膜興奮抑制作用を減弱させ，QRS時間を短縮させる効果がある。膜興奮抑制作用を増強するプロカインアミドなどのIa型抗不整脈薬は禁忌である。

> 炭酸水素ナトリウムの投与

1〜2mEq/kgの静注を繰り返して，血液のpHを7.45〜7.55に保つ。

■参考文献

1) Boehnert, M. T. and Lovejoy, Jr. F. H.: Value of the QRS duration versus the serum drug level in predicting seizures and ventricular arrhythmias after an acute overdose of tricyclic antidepressants. N. Engl. J. Med., 313; 474-479, 1985.

2) 上條吉人，相馬一亥：著明なQRS幅の開大を認めた三環系抗うつ薬中毒の1例：こんな症例，こんな画像．救急・集中治療, 13; 1011, 2001.

3) 上條吉人：三環系抗うつ薬中毒．Nursing Today, 19; 46-49, 2004.

4) 上條吉人:10 三環系抗うつ薬 第1章 急変事例集. 知っておきたい急変のシグナルと対応, 第1版. 日本看護協会出版会, 東京, pp.43-46, 2005.

5) 上條吉人:イラスト&チャートでみる急性中毒診療ハンドブック. 医学書院, 東京, 2005.

6) 上條吉人:三環系・四環系抗うつ薬. 救急医学, 29; 581-583, 2005.

7) 上條吉人:精神障害のある救急患者対応マニュアル. 医学書院, 東京, 2007.

3 急性アモキサピン中毒

　第二世代三環系抗うつ薬であるアモキサピンは，中枢性セロトニン再取り込み阻害作用や中枢性ノルエピネフリン再取り込み阻害作用によって抗うつ作用を発揮する。アモキサピンは，さらにヒスタミンH_1受容体遮断作用，ムスカリン受容体遮断作用，a_1アドレナリン受容体遮断作用などを併せ持っていて，大量服薬ではこれらの薬理作用が増強されて中毒症状が発現する。アモキサピンは，第一世代三環系抗うつ薬とは異なり膜興奮抑制（キニジン様）作用をもたないため心毒性は弱いが，中枢神経毒性は強く，大量服薬では痙攣発作が生じることがある。急性アモキサピン中毒による痙攣発作は重積し，難治性であることが多い。急性アモキサピン中毒では急性第一世代三環系抗うつ薬中毒とは異なりQRS時間の延長は重症度の指標にはならないことに注意が必要である。アモキサピンは治療係数[注]が小さく常用量の10倍程度でも重篤な中毒をきたす。

注　治療係数とは薬物の安全性を表す指標で，50％致死量（LD_{50}）を50％有効量（ED_{50}）で割った値である。安全な薬物はED_{50}に比べてLD_{50}ははるかに大きいので治療係数は大きくなる。

中毒量の目安は10mg/kg以上,致死量の目安は20mg/kg以上である。

1. 診断のポイント

うつ病などの精神障害の病歴やアモキサピンの処方歴のある患者に意識障害や痙攣発作を認めれば,急性アモキサピン中毒を疑う。しかしながら,精神障害やアモキサピンの処方歴がなくても家族や知人などから譲り受けたアモキサピンによる場合もあるので注意が必要である。また第一世代三環系抗うつ薬と異なり尿の定性キットであるTriage®ではアモキサピンを検出できない。

2. 治療のポイント

1) 全身管理

中毒量(10mg/kg以上)を服用していれば無症状でも6時間,中毒症状があれば24時間はモニター管理する。痙攣が持続していればジアゼパムを静注するかミダゾラムを静注または筋注する。痙攣重積にはミダゾラムまたはプロポフォールを持続静注する。痙攣の予防にはフェノバルビタールを筋注する。

> ジアゼパム注(セルシン注®,ホリゾン注®)の投与

痙攣が持続：5〜10mgを静注する。

> ミダゾラム注（ドルミカム注®）の投与

痙攣が持続：2.5〜15mgを静注または筋注する。
痙攣重積：3〜40mg/時で持続静注する。

> 1％プロポフォール注（1％ディプリバン注®）の投与

痙攣重積：5〜50mL/時で持続静注する。

> フェノバルビタール注（フェノバール注®）の投与

痙攣の予防：50〜200mgを筋注する。

2) 吸収の阻害

a. 胃洗浄

致死量（20mg/kg以上）を服用して1時間以内であれば胃洗浄を考慮する。致死量を服用していても活性炭の投与のみで十分である（p.37「胃洗浄」の項参照）。

b. 活性炭の投与

中毒量（10mg/kg以上）を服用していれば活性炭を投与する（p.40「活性炭の投与」の項参照）。

3) 排泄の促進

分布容積[注]が大きく有効な手段はない。

4) 解毒薬・拮抗薬の投与

なし。

■参考文献

1) 井出文子, 上條吉人, 相馬一亥：急性アモキサピン中毒による難治性けいれん重積にプロポフォール有効であった一例. 中毒研究, 19; 407-408, 2006.
2) 上條吉人：イラスト＆チャートでみる急性中毒診療ハンドブック. 医学書院, 東京, 2005.
3) 上條吉人：三環系・四環系抗うつ薬. 救急医学, 29; 581-583, 2005.
4) 上條吉人：精神障害のある救急患者対応マニュアル. 医学書院, 東京, 2007.
5) Merigian, K. S., Browning, R. G. and Leeper, K.V.: Successful treatment of amoxapine-induced refractory status epilepticus with propofol (diprivan). Acad. Emerg. Med. 2; 128-133, 1995.

注 分布容積（Vd）（L/kg）とは体重あたりの体内の薬物総量（mg/kg）を薬物の血中濃度（mg/L）で割った値である。薬物が血液内, 細胞外液中, 組織内に均等に分布していればVd＝1となるが, 組織内よりも血液内または細胞外液中に多く分布していればVd＜1となり, 血液内または細胞外液中よりも組織内に多く分布していればVd＞1となる。したがって, 分布容積が小さくなければ急性血液浄化法は有効ではない。

④ 慢性リチウム中毒

　リチウムは細胞膜安定化作用をもち，双極性障害（躁うつ病）などの治療薬として用いられている。リチウムはほとんどが腎臓から排泄されるが，リチウムの服用量が増加したり，脱水状態やナトリウム欠乏状態によって尿細管からのリチウムの再吸収が増加すると，脳中リチウム濃度が上昇して神経細胞の興奮やシナプス伝導を抑制して中毒症状を発現する。リチウムは脳に移行するのには時間を要し，ひとたび脳に入ると出ていくのにも時間を要すという特徴がある。したがって，リチウムの大量服薬による急性薬物中毒では血中リチウム濃度が中毒域をはるかに上回っても，脳中濃度は上がらず重篤な中毒症状をきたさずに軽快することが多いが，慢性中毒では血液透析によって血中濃度が低下しても，脳中濃度は中毒症状を生じる閾値以下になかなかならず，中枢神経症状を中心とする中毒症状が数日〜数週間持続することがある。慢性中毒では（脱水や輸液によって容易に上下する）血中濃度は脳中濃度を正確に反映せずに，血中濃度が治療域よりわずかに高い程度であったり，治療域にあっても中毒症状

が生じることがあることに注意が必要である。

1. 診断のポイント

　炭酸リチウム服用中の患者に悪心・嘔吐，言語不明瞭，傾眠，焦燥，錯乱，せん妄，昏睡，痙攣発作，振戦，反射の亢進，運動失調，筋強剛，筋緊張の亢進，ミオクローヌスなどを認めたり，血中リチウム濃度の上昇を認めたら，慢性リチウム中毒を疑う。T波の陰転化，脚ブロック，徐脈，洞停止などの心電図異常や低血圧，高体温，白血球増多などを伴うこともある。血中リチウム濃度が治療域（0.6〜1.2mEq/L）であっても否定しないことが重要である。

2. 治療のポイント

1）全身管理

　脱水状態やナトリウム欠乏状態では尿細管からのリチウムの再吸収が増加し，排泄率が減少するので，脱水状態やナトリウム欠乏状態を認めたら生理食塩水によって補正する。痙攣が持続していれば，ジアゼパムを静注するかミダゾラムを静注または筋注する。痙攣重積にはミダゾラムまたはプロポフォールを持続静注する。痙攣の予防にはフェノバルビタールを筋注する。

> ジアゼパム注（セルシン注®，ホリゾン注®）の投与

痙攣が持続：5〜10mgを静注する。

> ミダゾラム注（ドルミカム注®）の投与

痙攣が持続：2.5〜15 mgを静注または筋注する。

痙攣重積：3〜40 mg/時で持続静注する。

> 1％プロポフォール注（1％ディプリバン注®）の投与

痙攣重積：5〜50mL/時で持続静注する。

> フェノバルビタール注（フェノバール注®）の投与

痙攣の予防：50〜200mgを筋注する。

2) 吸収の阻害

リチウムの投与を中止する。

3) 排泄の促進

昏睡，錯乱，痙攣発作などの症状（中等症〜重症）を認めたら，血中リチウム濃度をあてにせずに，症状が消失するまで繰り返し血液透析法を施行する。

4) 解毒薬・拮抗薬の投与

なし。

■参考文献

1) 上條吉人:精神障害のある救急患者対応マニュアル.医学書院, 東京, 2007.
2) Scharman, E. J.: Methods used to decrease lithium absorption or enhance elimination. J. Toxicol. Clin. Toxicol., 35; 601-608, 1997.

5 急性覚醒剤中毒

　覚醒剤の主成分はメタンフェタミンで，たいていアンフェタミンも含有している。アンフェタミン類は中枢神経興奮作用をもつだけでなく，神経終末においてカテコラミンの遊離を促進し，カテコラミンの再取り込みを阻害し，モノアミンオキシダーゼによるカテコラミンの分解を阻害するため交感神経興奮作用も併せ持つことが特徴である。

　アンフェタミン類は耐性を生じやすく，同じ効果を得るために次第に摂取量が増加する。そのあげくに急性薬物中毒をきたすことがある。症状は多弁，不穏，興奮などの中枢神経興奮症状と，発汗，高血圧，頻脈などの交感神経興奮症状が中心であるが，脳出血，心筋梗塞，急性大動脈解離，肝障害，横紋筋融解症などの重篤な身体合併症をきたしていることがあるので注意が必要である。

1. 診断のポイント

　アンフェタミン類の使用歴があるか，使用を疑わせ

る所見（注射痕など）がある患者に，イライラ，多弁・多動，不穏，興奮，錯乱，せん妄，幻覚・妄想，痙攣，昏睡，頻呼吸などの中枢神経症状に加えて口渇，発汗，高血圧，頻脈，散瞳などの交感神経症状や高体温を認めたら，急性覚醒剤中毒を疑う。舞踏病様症状，ジスキネジーなどの不随意運動を認めることがある。尿の定性キットであるTriage®ではアンフェタミン類（AMP）として検出される。また，脳血管炎（脳出血），不整脈，心筋梗塞，血管攣縮，左心不全，循環不全，急性大動脈解離，肝障害，腎不全，消化管出血，凝固異常，排尿困難，横紋筋融解症などの重篤な身体合併症に注意する。

2. 治療のポイント

1）全身管理

　極度の脱水状態をともなっていることがあるので，適切な輸液管理をおこなう。精神運動興奮などの中枢神経興奮症状および高血圧，頻脈などの交感神経興奮症状に対してはベンゾジアゼピン系薬物を投与する。高体温に対してはベンゾジアゼピン系薬物により鎮静しつつ冷却する。脳出血，心筋梗塞，急性大動脈解離，肝障害，横紋筋融解症などの重篤な身体合併症をきたしていたら，すみやかに身体科救急施設に転送する。

> ジアゼパム注（セルシン注®，ホリゾン注®）の投与

5～10mgの静注を5～10分ごとに繰り返す。

> ミダゾラム注（ドルミカム注®）の投与

3～40mg/時で持続静注する。

　高血圧がベンゾジアゼピン系薬物に反応しなければニトロプルシドを投与する。

> ニトロプルシド注（ニトプロ注®）の投与

　25～50μg/分の持続静注より開始し，適宜増減する。

　頻脈がベンゾジアゼピン系薬物に反応しなければプロプラノロールを静注する。

> プロプラノロール注（インデラル注®）の投与

　0.5～3mgを静注し，5～10分後に必要に応じて反復投与する。

　不穏，興奮に幻覚・妄想をともなっていればハロペリドールを静注する。

> ハロペリドール注（セレネース注®，リントン注®など）の投与

5mgの静注を適宜繰り返す。

2) 吸収の阻害

a. 胃洗浄

致死量を服用して1時間以内であれば胃洗浄を考慮する。致死量を服用していても活性炭の投与のみで十分である。

b. 活性炭の投与

中毒量を服用していれば活性炭を投与する。

3) 排泄の促進

アンフェタミン類は弱塩基性であるので，尿が酸性であればすみやかに尿中に排泄される。ただし尿の酸性化はミオグロビン尿による腎毒性を増強させる可能性があるので施行しない。

4) 解毒薬・拮抗薬の投与

なし。

■参考文献

1) 上條吉人：イラスト＆チャートでみる急性中毒診療ハンドブック．医学書院, 東京, 2005.
2) 上條吉人：アルコール・麻薬・覚醒剤中毒．内科, 97; 1294-1295, 2006.
3) 上條吉人：精神障害のある救急患者対応マニュアル．医学書院, 東京, 2007.

Ⅲ章　急性薬物中毒患者への対応

① 大量服薬・服毒患者のトリアージについて

　大量服薬・服毒をした患者の身体的治療終了後の対応は，救急スタッフにとって小さくない問題である。本章は，救急スタッフの立場に立った場合にそれをどのように考え処理するのが妥当かについて概説する。ただし，臨床ではさまざまな因子がからむため，現場の判断・裁量が優先されることは言うまでもない。

1. 大量服薬・服毒患者のトリアージに関する総論

1）精神科へのコンサルトが必要な患者は？

　大量服薬・服毒患者は基本的に精神科医へのコンサルトが必要である。しかし，患者本人の精神科への受診意思がない場合は原則として精神科医が診察できないことになっているため，精神保健福祉法などの法律に抵触しない手順が必要である[3]。

　第一に，意識が清明になることが必須である。これは，意識が清明になって初めて，患者に対して精神科受診の意思を確認できるからである。この精神科受診の意思を確認するという作業を怠ったり曖昧な形です

ませたりすると，患者からのみならず家族からも救急医に怒りが向けられるなどの問題が発生することがある。したがって，明瞭な意思確認が必要であり，そのために通常は抜管後におこなう。患者が精神科受診を拒絶する場合の方策は次項に述べる。

2) 精神科受診を拒否された場合は？

　患者に精神科受診を打診しても拒否される場合がある。この場合，家族，特に保護者に該当する人物から精神科診察の承諾を得る。この保護者は，精神保健福祉法で正式な定義がなされているが，現場的には配偶者がいるなら配偶者，未成年なら両親，それ以外なら三親等内の血族のうち至近の関係にある者（例えば未婚成人の場合，父，母，同胞など）が該当すると覚えておけばよい。友人や恋人や内縁関係など関係性に法的根拠がない場合は，同伴してきたとしても，あるいは同居していても，保護者にはなりえないため，患者の精神科診察の許諾に関わることはできない。

　患者・家族共に精神科受診を拒否した場合，あるいは家族が見つからない場合で，自殺のおそれが切迫していると推定される際は，警察に通報する。精神保健福祉法において，自傷他害のおそれが強い場合は誰でも通報してよいことになっており，他に法的根拠をもった手続きはない。ただし，この手段をとる前に再度，患者や家族に自殺再企図の危険性を評価するための精神科診察の必要性を説明して，それでも拒むなら法律

に則って警察に通報しなければならない旨を知らせる。

3) 精神科への入院を必要とする患者は？

　精神疾患のために病識・判断力・現実検討能力が低下して大量服薬に至ったという状況であれば，入院の適応となる。具体的には，非難される内容の幻聴や「死ね」などの命令幻聴，被害関係妄想といった被害的認知に行動が左右される統合失調症圏の場合，あるいは自分は価値のない人間で周りに迷惑をかけているなどの微小妄想や罪業妄想に支配され焦燥の著しい重症うつ病エピソードの場合が代表的である。

　これに対して，些細な心理的葛藤に対して自己の感情を制御できず衝動的行動に走る情緒不安定性パーソナリティ障害の場合，入院の適応かどうかは相対的問題になる。絶対的な入院適応でない理由として，パーソナリティ障害は精神病でなく文字どおり人格の問題であるため自ら改善する意思がない限り治療効果は期待できないことが挙げられる。実際，情緒不安定性パーソナリティ障害に対する治療は，薬物療法より自らの治療意欲が高くなければ不可能な認知行動療法などに重点が置かれている。一方，入院適応ではないと言い切れない理由としては，高い衝動性ゆえに自傷・自殺行為を再びおこなう可能性があることが挙げられる。したがって，パーソナリティ障害の場合は，自殺再企図しない約束をとりつけられるか否かが入院にもちこむか否かの分岐点となる。自殺再企図しない約束がで

きた場合，短期的な危険性は回避されることが多い。このため即時の入院でなく，精神科の外来医療へつなげることが一般的である。これに対して自殺再企図しない約束ができない場合，短期的な危険性は持続していると判断するほうが無難である。確かにこのカテゴリーに分類される患者はいわゆる救急医療へのリピーターが多い。例えば地域のパラ自殺の20％の診療をおこなっているアルベルタ大学病院の疫学的調査では，4割がパラ自殺の既往つまりリピーターであったと報告されている[1]。つまり致死的な手段をとる確率は高くないといえる。その一方で，30〜47％あるいは半数の自殺完遂者にパラ自殺の既往があるといった報告や自殺前の1年以内に20〜25％がパラ自殺のエピソードをもつといった報告，パラ自殺後の1年以内に1％が自殺完遂したという報告から，リピーターは自殺再企図を繰り返すうちに完遂する危険性が低くないこともうかがわれる[2]。したがってリピーターに対しても，即時の精神病床への入院も選択肢に入れながら短期的な自殺再企図の危険性を評価することは必要である。

4）精神科外来への通院を必要とする患者は？

大量服薬・服毒した患者のうち即時の精神病床への入院が選択されなかった事例はすべて，精神科外来への受診の道筋をつけるよう配慮する必要がある。通院医療が選択される場合は短期的な危険性が低いわけであるから，受診を強制できない。つまり患者の自発性

```
                        ┌─────────────────┐
                        │ 大量服薬・服毒患者 │
                        └────────┬────────┘
                                 ↓
                        ┌─────────────────┐
                        │  意識清明化・抜管  │
                        └────────┬────────┘
                                 ↓
                  ┌──────────────────────────────┐
                  │ 患者に精神科診察を受ける意思があるか？│
                  └──────────────────────────────┘
                    有り ↙              ↘ 無し
                                     ┌──────────────────────────────┐
                                     │ 保護者が精神科診察に同意するか？ │
                                     └──────────────────────────────┘
                           有り ↙              ↘ 無し
                                            ┌──────────────────────────────┐
                                            │ 自殺再企図の危険性が切迫しているか？│
                                            └──────────────────────────────┘
                                              有り ↙         ↘ 無し
          ┌──────────┐                    ┌──────────┐
          │ 精神科診察 │                    │ 警察官通報 │    ある程度の危険性を
          └──────────┘                    └──────────┘    説明して精神科受診
    精神科医の判断により入院                措置入院に関わる診察   を再度勧めつつ退院
    あるいは外来への振り分け                 （通称：鑑定）       させざるをえない
```

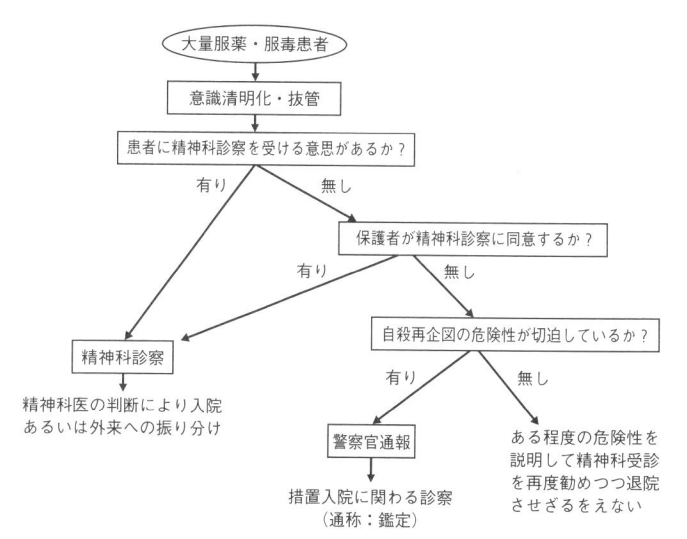

■**図10 常勤の精神科医を有する医療機関における大量服薬・服毒のトリアージ**[3]

に委ねられるわけであるが，自殺再企図を防止するために精神科外来を受診するよう指導する。受診先は，通院中の患者には通院先が優先され，精神科受診歴がない場合は通院に無理のない医療機関に紹介する。

2. 大量服薬・服毒患者のトリアージに関する各論

1) 常勤の精神科医を有する医療機関における大量服薬・服毒のトリアージ

図10にトリアージ手順の概要を示した。意識清明化して抜管したら，最初に精神科医の診察を受ける意思があるか確認する。ある場合はそのまま精神科医の診察にもちこみ，精神病床への入院にするのか外来医療

につなげるのか精神科医の判断に委ねればよい。保護者となる家族を呼び寄せておくことが円滑なトリアージの要点の一つである。

　患者に精神科受診の意思がない場合，保護者に精神科診察に関する同意を得る。保護者の同意が得られれば精神科医による診察が可能となるため，その後の振り分けは精神科医に委ねればよい。

　保護者も患者と同様に精神科診察を拒む場合，自殺再企図の危険性が切迫していれば警察官通報をおこなわざるをえない。その結果，警官が来院して警職法を根拠に行政に通報（精神保健福祉法第24条通報）し，精神保健指定医2名による措置入院に関わる診察（通称：鑑定）が実施される。法的にはこの手順が正当であるが，地域によって警察と精神医療行政との関係性や実務の運用が異なることは否めない。このため，現状ではこの実務処理が迅速に進むとは限らない。

　自殺再企図の危険性が切迫しているかどうかの判断は，専門医以外にとって容易なことではない。したがって，常勤の精神科医の助言を得る体制を整えておく必要がある。

　保護者も患者も精神科診察を拒むが自殺再企図の危険性も切迫していない場合，ある程度の危険性を説明して精神科受診を再度勧めつつ退院させざるをえない。診療録にその旨記載しておくことが重要である。

```
大量服薬・服毒患者
        ↓
    意識清明化・抜管
        ↓
自殺再企図の危険性が切迫しているか？

□非難される幻聴・「死ね」などの命令幻聴があるか？
□被害的言動が目立つか？
□自責的・自己否定的な言動が目立つか？
□焦燥・興奮が目立つか？
□自殺再企図しないと約束できないか？
□致死的な手段をとったか？
```

1項目でも有 / 無し

【1項目でも有】
患者あるいは保護者が精神科入院を前提とした診察に同意するか？
- 有り → 精神病床を有する医療機関への転院にむけて調整
- 無し → 警察官通報 / 措置入院に関わる診察（通称：鑑定）

【無し】
患者に精神科受診の意思があるか？
- 有り → 近隣の精神科外来に紹介
- 無し → 保護者が精神科入院を前提とした診察に同意するか？
  - 有り → 精神病床を有する医療機関への転院にむけて調整
  - 無し → ある程度の危険性を説明して精神科受診を再度勧めつつ退院させざるをえない

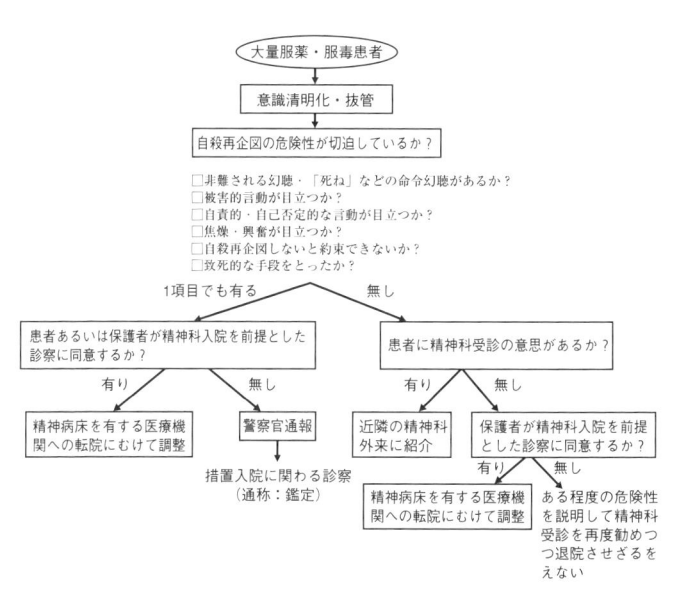

■図11 精神科医不在の医療機関における大量服薬・服毒のトリアージ[4]

2) 精神科医不在の医療機関における大量服薬・服毒のトリアージ

図11にトリアージ手順の概要を示した。意識清明化して抜管したら，最初に自殺再企図の危険性が切迫しているか判断する。精神科医不在の医療機関ではこの作業を自前でおこなうほかない。少なくとも確認すべき項目として，

① 非難される幻聴・「死ね」などの命令幻聴があるか？
② 被害的言動が目立つか？

③　自責的・自己否定的な言動が目立つか？
④　焦燥・興奮が目立つか？
⑤　自殺再企図しないと約束できないか？
⑥　致死的な手段をとったか？

といった点が挙げられる。①②は統合失調症関連に，③はうつ病関連に，④⑤⑥は疾患特異性はないが自殺の危険性に共通する特性に焦点を当てた項目である。1項目でも該当する場合，保護者が精神科入院を前提とした診察に同意するか確認する。同意が得られれば，精神病床を有する医療機関への転院に向けて調整を進める。

自殺再企図の危険性が切迫しているが保護者が精神科診療を拒絶する場合，警察官通報をおこなわざるをえない。詳細は前項に示したとおりである。

自殺再企図の危険性が切迫していない場合，患者に精神科受診の意思があるか確認する。受診意思があれば，近隣の精神科外来に紹介する。患者に受診意思がない場合は，保護者が精神科入院を前提とした診察に同意するか確認する。保護者が同意するなら，精神病床を有する医療機関への転院に向けて調整を進める。

患者も保護者も精神科診療を拒絶するが自殺再企図の危険性も切迫していない場合，ある程度の危険性を説明して精神科受診を再度勧めつつ退院させざるをえない。診療録にその旨記載しておくことが重要である。

■参考文献

1) Bland, R. C., Newman, S. C. and Dyck, R. J.: The epidemiology of parasuicide in Edmonton. Can. J. Psychiatry, 39; 391-396, 1994.
2) Comtois, K. A.: A review of interventions to reduce the prevalence of parasuicide. Psychiatr. Serv., 53; 1138-1144, 2002.
3) 八田耕太郎：救急精神医学―急患対応の手引き．中外医学社, 東京, 2005.
4) 八田耕太郎：大量服薬・服毒患者のトリアージについて．中毒研究, 18; 137-140, 2005.

② 過量服薬をはじめとする自殺企図リピーターへの対応

　自殺企図を起こした患者のうち25%近くが再企図を図るという報告[3]があり，その予防も重要である。自殺未遂患者への介入研究は，諸外国ではいくつかみられるが，日本では皆無である。表15はGaynesら[3]による介入研究のレビューをまとめたものである。これをみると，ほとんどの研究で統計的な有意差はみられなか

■表15　自殺企図患者に対する介入研究

Intervention	Control
Problem-Solving Therapy	Standard Aftercare
Intensive Care plus Outreach	Standard Aftercare
Emergency Care	Standard Aftercare
Dilalectical Behavior Therapy	Standard Aftercare
Inpatient Behabiour Therapy	Inpatient Insight-orienated Therapy
Defferent Therapist	Same Therapist
Genaral Hospital Admission	Discharge
Flupenthiol (Antipsychotic)	Placebo
Antidepressant	Placebo
Long-term Therapy	Short-term Therapy
Interpersonal Psychotherapy	Standard Aftercare
Psychoanalytically Oriented Partial Hospitalization	Standard Aftercare
Brief Contact by Letter	Standard Aftercare

ったり，対象数が少なかったりするものであり，また追試がおこなわれていないなどの理由から，未だ評価として定まったものがないというのが実情である。そこで，臨床現場のコンセンサスとして，自殺企図リピーターへの対応における注意点について以下に述べる。

1. 確実な精神科的診断

治療方針を選択するために，まず適切な診断をおこなう必要がある。都立豊島病院の調査では，過療服薬を用いた自殺企図リピーターの2/3がパーソナリティ障害であったが，自殺企図リピーター全体でみると統合失調症も3割占めていた[2]。これら統合失調症やうつ病

Incident of self-harm/participant	Odds Ratio （95% CI）
45/290 vs. 54/281	0.70 （0.45〜1.11）
92/580 vs. 108/581	0.83 （0.61〜1.14）
5/101 vs. 12/111	0.43 （0.15〜1.27）
5/19 vs. 12/20	0.24 （0.06〜0.93）
2/12 vs. 3/12	0.60 （0.08〜4.45）
12/68 vs. 4/73	3.70 （1.13〜12.09）
3/38 vs. 4/39	0.75 （0.16〜3.60）
3/14 vs. 12/16	0.09 （0.02〜0.50）
39/139 vs. 38/144	0.83 （0.47〜1.48）
9/40 vs. 9/40	1.00 （0.35〜2.86）
5/58 vs. 17/61	−
4/22 vs. 12/19	−
15/389 vs. 21/454	−

の患者をけっして見逃すことはなく，すみやかに薬物療法や電気痙攣療法などの適切な治療に結び付けなければならない。逆にパーソナリティ障害の患者は，よほど自殺が切迫している以外は外来治療とし，後に述べるような治療につなげていく必要がある。

2. パーソナリティ障害への関わり

境界型パーソナリティ障害は，激しい情動の揺れと，それに突き動かされる自殺への衝動，そして，その衝動を制御する能力が低いという特徴がある。これに加えて，それまでの体験から会得・強化された対処行動として自殺という手段を選びやすい。このうち，情動の易変性や衝動性などは，生来的あるいはごく早期の発達段階における問題であり，根本的に変えていくことはなかなか難しい。それゆえ治療的介入は，対処行動を変えていくことと，それによって衝動を抑える能力を高めることに焦点が当てられる。これらを変えていくことで，将来的には衝動性や情動の易変性にまで変化が及ぶことを期待する。さまざまな精神療法があるが，治療の根本はどれも同じで，患者の行動やそのときの感情について，患者自身が見つめ，それに対する認識を深めていき，より適応しやすい行動に変えていくという作業である。個人技によるものが精神分析的／精神力動的治療であり，体系化されて誰もがおこなえるようにしたものが認知行動療法であるといって

よい。しかし，境界型パーソナリティ障害の患者は，一対一の密接な対人関係で特に動揺しやすく，医師によほどの技量がないと，自殺などの行動化を頻発させてしまうため，個人による精神療法よりも，系統だった認知行動療法のほうが望ましい。代表的なものにLinehanによる弁証法的行動療法（dilalectical behavior therapy）[7]，FreemanとPretzerら[2]の包括的認知療法などがある。

パーソナリティ障害への基本的なスタンスとして，救急現場からの意見がいくつか述べられている[4]。安定した患者－治療者関係を基盤とし，治療のうえでの枠および社会適応上の枠を設定し，そのなかで治療を進めていく。患者を一人の人間として尊重し，問題があるにせよ，そのあり方を認めること。そして，治療をおこなっていくと決めたなら，責任をもって，一貫した態度を保つ。しかし，けっして患者の言いなりにはならず，きちんとした枠付けをして，それを外れるようなことがあれば，いけないことはいけないとはっきり伝え，より適切な行動に変えていくように話し合う。

3. 適切な薬物療法

不適切な薬物療法が，自殺企図リピーター生み出していることは否めない。HymanとTesar[5]によれば，「過量服薬を防止するためには，まず臨床医が適切な処方をする習慣を付けることである。一般的にベンゾジ

アゼピン系ではない鎮静薬物を不安や不眠に投与する必要はない。ベンゾジアゼピン系薬物も適応がある患者にのみ投与すべきである。三環系抗うつ薬を投与している患者は常に過量服薬の可能性があることを念頭におく。詳細を知らない患者には処方すべきではない。患者が信頼できなければ処方はしない。やむなく処方する場合は，家族の管理下におく」と推奨している。ただし，ベンゾジアゼピン系薬物に依存傾向をもつパーソナリティ障害の患者は少なくないため，抗精神病薬や気分安定薬の投与のほうが適切である場合が多い。

米国精神医学会治療ガイドライン[1]では，パーソナリティ障害の感情調節不全症状や衝動的行動制御不全症状に対して，SSRIやハロペリドールはエビデンス強度A（2つ以上の無作為割付試験で支持）とされている。しかし，現場感覚，特に救命救急センターで自殺後の対処を幾多とこなした医師にとっては，SSRIなどの抗うつ薬がパーソナリティ障害に推奨されていることに違和感を覚える。一方，カルバマゼピンやバルプロ酸ナトリウムのエビデンス強度はC（非盲検試験，症例報告などによる支持）とされている。このように現時点で確実な薬物療法があるわけではないが，不適切な薬物療法をしない努力は重要である。

4. 家族への介入

感情的に無関心[4]であったり，不適切な感情表出の親

の存在との関係が指摘されている[6]。患者が自殺企図などの行動化を起こすほど，家族は本人の気持ちを汲み取ることができずに，ただおろおろするばかりであったり，逆に支配的に接しようとしたり，そのことがさらに患者の行動化を促進していることが多い。このような場合，家族に対する心理教育をおこなったり，一時的に離れて生活することを勧めるなど家族環境の調整をする必要がある。

■参考文献

1) American Psychiatric Association: Practice Guideline for the Treatment of Patients with Borderline Personality Disorder. American Psychiatric Association, Washington, D.C., 2001.

2) Freeman, A., Pretzer, J., Fleming, B. et al.: Clinical Application of Cognitive Therapy. Plenum Press, New York, 1990.（高橋詳友訳：認知療法臨床ハンドブック．金剛出版, 東京, 1993.）

3) Gaynes, B. N., West, S. L., Ford, C. A. et al.: Screening for suicide risk in adults: A summary of the evidence for the U.S. Preventive Services Task Force. Annals of Internal Medicine, 140; 822-835, 2004.

4) 平田豊明：人格障害に対して精神科救急は何をなすべきか　人格障害ケースへの救急対応の原則．精神科救急, 8; 12-16, 2005.

5) Hyman, S. E. and Tesar, G. E.: Manual of Psychiatric

Emergency 3rd ed. Little, Brown and Company, Boston, USA, 1994.

6) Kaplan, H. I. and Shadock, B. J.: Synopsis of Psychiatry, eighth edition. Williams & Willkins, Baltimore, 1998.

7) Linehan, M. M.: Dialectical behavior therapy; A cognitive-behavior approach to parasuicide. J. Personal Disord., 1; 317-324, 1987.

8) 中村満, 反町佳穂子, 奥村正紀他：大量服薬・服毒患者の精神科的問題　大量服薬・服毒リピーターについて　精神科医の立場から. 中毒研究, 18; 127-136, 2005.

③ 急性薬物中毒覚醒後の対応

1. 精神科外来でのフォローアップ

　救急スタッフによる身体的治療に引き続いて，精神科医によるトリアージがおこなわれる。即時の精神病床あるいは一般病床への入院が選択されなかった事例は，すべて精神科外来でフォローアップを受けるべく道筋をつけるよう配慮する必要がある[1]。急性薬物中毒に限定した精神科での治療指針は今のところないが，下記のような調査結果を踏まえ，自殺の再企図を防止する目的で精神科での継続治療が必要となる。

　自殺企図者のコホート研究で，企図後平均5年間の観察のうち，総死亡率が11％あり，うち自殺死亡率は6％だが，自殺のリスクはとりわけ企図後最初の1年間に高かった[3]。ヨーロッパ13カ国での調査では，自殺企図率は女性に多く，若年層が多かった。主たる方法は中毒か切創で，1回以上の企図が50％，2回目以上の企図をおこなった者の20％は最初の企図から12カ月以内におこなっていた[5]。わが国でも同様な報告がなされており，伊藤によると2000年の時点で，日本医科大学高

次救命救急センター (Critical Care Medical Center：以下，CCMと略す) に入院した自殺未遂患者のうち，大量服薬によるものは64％だったが，2003年では75％まで増加していると報告している。CCM退院後2年以内の再自殺は27％だが，そのうちの88％は1年以内におこなっていた[2]。鈴木は飛び降り，縊頸，熱傷といった生命的危険性の高い手段は2回以上自殺企図をしている患者に多いことに触れ，初めは身体的に軽症な自殺未遂であっても，企図を繰り返すうちに生命的危険性の高い手段を選択するようになり，最終的に致死的転帰をとる可能性を述べている[6]。さらに，2003年から2005年の3年間での同CCM退院後フォローアップをおこなった自殺企図例で1年以上のフォローアップができた17例はすべて再企図がみられず，自己中断した5例のうち3例が1年以内に自殺企図・自傷行為で再度CCMに搬送されていたと報告している[7]。

昨今では救命救急センター (以下,「センター」と略す) に入院する自殺企図例の多くは過量服薬による急性薬物中毒であり，センター退室後の自殺企図例の再企図防止は，急性薬物中毒患者への精神科的対応に他ならない。

2. 精神科外来でのフォローアップの基準

APAによる自殺行動患者の評価と治療ガイドラインのうち，外来での治療を選択する場合を表16に示した[4]。

■表16 自殺あるいは自殺行動のリスクがある患者の治療環境の選択のためのガイドライン

(APA[4]の表を抜粋して引用)

自殺企図後,あるいは自殺念慮/プランが存在しても,救急部門を退院としてフォローアップが推奨される場合:

・自殺性が突然の出来事(例,受験に失敗,対人関係困難)による反応,とりわけ救急部門に来てから患者の状況に対する視点の変化が認められる。
・プラン/方法や意図が致死的でない。
・患者は落ち着いており,サポートが得られる生活環境にある。
・治療者との接触で,患者はフォローアップの提案に協力的であり,できればすでに治療中であること。

入院より外来での治療がより有効であろう場合:

・患者は慢性的な自殺念慮を有している,あるいは身体的に深刻な企図の既往がない自傷で,安全でサポートが得られる生活環境にあって,外来でもケアが継続できる。

身体的治療により覚醒した後に,なお自殺の危険性が切迫している場合は,精神科入院治療が選択されるべきであるが,外来での治療可能性と入院より外来でのフォローアップが推奨される場合がある。鈴木はセンターから自宅に退院するものが多く,精神科治療が中断する例が多いことを挙げ,企図後身体的には短期間で退院可能であっても,引き続き精神科入院治療を続けたほうが継続治療につながりやすいと述べている。ただしすでに主治医との間に良好な治療関係がある場合は,中断のおそれがないためこの限りではない。再

■表17 再自殺防止のための対策[7]

1. 救急医療施設から引き続き精神科治療を行う。
2. 精神障害に対する適切な薬物療法。
3. 疾病に対する理解を深める。
4. 適切な方法で問題を処理できる能力を身につけられるようにはたらきかける。
5. 危機状況に対しその対応方法を患者,家族と話し合っておく。
6. 継続した精神科治療を受けられるように周囲のサポートを強化する。
7. 外来治療と入院治療の連携をスムーズにする。

企図防止のための対策を7つの項目として挙げており,これを表17に示した[7]。入院治療だけでなく,外来でもこの対策が継続できるようこころがける必要がある。なお,当該病院でない主治医に通院する場合は,治療の中断を招かないよう注意が必要であり,主治医との連絡を密におこなう必要がある。

3. 精神科外来フォローアップ時の治療法の選択

自殺企図者への治療に関するrandomized control studyは少なく,繰り返される自殺行動に有効性が持続したことを証明する研究はないといわれている。認知行動療法アプローチが反復性の自殺企図に有効とみなされているが,さらに追加調査が必要であり,今のところ決定的な治療方法はない[8]。

4. 再企図防止のためのフォローアップ期間

再企図防止のために外来でどのくらいの期間のフォローアップが必要かという明確な基準は今のところない。しかしながら,「精神科外来でのフォローアップ」(p.97)で紹介したように,1年以内の再度の自殺企図率は高い。CCMでの調査結果を踏まえて,鈴木・伊藤ともに1年間の精神状態観察が必要と述べている[2,6,7]。したがって,少なくとも1年間以上の外来でのフォローアップ継続が必要であろう。

■参考文献

1) 八田耕太郎:大量服薬・服毒患者のトリアージについて. 中毒研究, 18; 137-140, 2005.

2) 伊藤敬雄:救命救急センターにおける自殺未遂者の精神医療と自殺防止対策. 臨床精神医学, 33; 1585-1589, 2004.

3) Nordström, P., Samuelsson, M. et al.: Survival analysis of suicide risk after attempted suicide. Acta Psychiatr. Scand., 91; 336-340, 1995.

4) Practice Guideline for the Assessment and Treatment of Patients with Suicidal Behaviors: American Psychiatric Association Practice Guidelines. Am. J. Psychiatry (suppl.), 160, November, 2003.

5) Schnidtke, A., Bille-Brahe, U. et al.: Attempted suicide in Europe: rates, trends and sociodemographic characteristics of suicide attempters during the period

1989-1992. Results of WHO/EURO Multicentre Study on Parasuicide. Acta Psychiatr. Scand., 93; 327-338, 1996.

6) 鈴木博子：自殺未遂者の再自殺予防．こころの臨床 à la carte, 23; 55-59, 2004.

7) 鈴木博子：自殺未遂者の長期予後．精神科, 10; 456-462, 2007.

8) Van der Sande, R., Buskens, E. et al.: Psychosocial intervention following suicide attempt: a systematic review of treatment interventions. Acta Psychiatr. Scand., 96; 43-50, 1997.

索 引

A to Z

α遮断薬 ·· 8
β遮断薬 ·· 8
active core rewarming ······························· 18
active external rewarming ························ 18
AED ·· 28
after drop現象 ····································· 18, 32
AIUEO TIPS ··· 3
cold diuresis ······································· 18, 33
CPK ·· 21
ipecac syrup ··· 36
Mg製剤 ··· 44
Osborn(J)波 ······························· 17, 20, 31
passive rewarming ··································· 18
QRS時間 ·· 62, 63
QRS時間の延長 ·· 65
QTc時間 ··· 62, 63
rewarming shock ································ 18, 32
SDA ··· 57
shivering ·· 17, 31
SNRI ·· 6, 57
SSRI ·· 6, 57, 94
Triage® ······································ 3, 58, 63, 76
T波の陰転化 ··· 72

あ

悪性症候群 ･････････････････････････････････59
アスピリン･･････････････････････････7, 8, 47, 49
アドレナリン α_1 遮断作用 ･･････････････････17
アヘン誘導体 ･･････････････････････････4, 9, 10
アミトリプチリン ････････････････････････････62
アモキサピン･･････････････････････6, 9, 58, 67
アンフェタミン類 ･･･････････4, 7, 8, 9, 10, 75
イオントラッピング ･････････････････････････47
縊頸 ･･･98
医原性嚥下性肺炎 ･････････････････････････15
胃洗浄 ･･･････････････････････････････35, 37, 59
胃洗浄の禁忌 ･･･････････････････････････････38
胃洗浄の適応 ･･･････････････････････････････38
イミプラミン ････････････････････････････････62
イライラ ････････････････････････････････････76
うつ病 ･･･････････････････････････････････････91
運動失調 ････････････････････････････････････72
エチレングリコール ･･･････････････････････49
エピネフリン ････････････････････････････････29
エフェドリン ･････････････････････････････････6
嚥下性肺炎 ･････････････････････････････11, 37
塩酸イソプロテレノール ･･････････････28, 30
横紋筋融解症 ･･････････････････････11, 21, 76
オーバードライブペーシング ･････････････30
悪寒 ･･････････････････････････････････････17, 31
悪心・嘔吐 ････････････････････････････････72

か

加温マット ･･････････････････････････････････32

項目	ページ
加温輸液	33
化学性肺炎	12
拡散のメカニズム	49
活性炭投与の禁忌	42
活性炭の繰り返し投与	46, 60
活性炭の繰り返し投与の方法	46
活性炭の投与	35, 40, 59
活性炭の投与の適応	41
活性炭の投与の方法	42
カフェイン	8
カルシウム拮抗薬	8
カルバマゼピン	46, 49, 60, 94
換気不全	26
肝障害	76
鑑定	86
寒冷利尿	18, 33
気管挿管	26, 33
気道加温	33
気分安定薬	94
脚ブロック	72
吸収の阻害	25, 35, 59
急性（第一世代）三環系抗うつ薬中毒	51, 62
急性アモキサピン中毒	67
急性覚醒剤中毒	75
急性血液浄化法	48, 60
急性腎不全	22
急性大動脈解離	76
急性尿細管壊死	22
急性ベンゾジアゼピン中毒	51
境界型パーソナリティ障害	92
胸腔内洗浄	31
強制利尿	45

拒絶	82
緊急筋膜切開(減張切開)術	22, 23
筋強剛	72
筋緊張の亢進	72
筋原性酵素	21
クーリングマット	30
クレアチニンキナーゼ	21
警察官通報	86
経静脈的ペースメーカー	28
警職法	86
経皮的心肺補助法	31
傾眠	72
痙攣	33, 68, 76
痙攣重積	68
痙攣発作	67, 72
下剤の投与	35, 44
血液灌流法	48, 49
血液吸着法	49
血液透析法	22, 24, 48, 49, 73
血管攣縮	76
解毒薬・拮抗薬の投与	25, 50
幻覚・妄想	76
言語不明瞭	72
現実検討能力	83
幻聴	83, 87
口渇	76
交感神経興奮作用	75
交感神経興奮症状	76
抗菌薬	12
高CPK血症	21
高血圧	27, 76
抗精神病薬	94

項目	ページ
高体温	30, 72, 76
行動化	93
興奮	34, 76
高ミオグロビン血症	21
コカイン系麻薬	4
呼吸停止	31
コホート研究	97
昏睡	33, 72, 76

さ

項目	ページ
細菌感染	12
罪業妄想	83
催吐	35, 36
細胞外液	27
錯乱	72, 76
サリチル酸類	47, 50
三環系抗うつ薬	4, 94
散瞳	76
ジアゼパム	33, 68, 72
四環系抗うつ薬	6, 9, 58
ジギタリス	8
自己否定	87
自殺	82
自傷他害	82
ジスキネジー	76
自責	87
自動血圧計	27, 30
ジヒドロコデイン	6
焦燥	72, 83, 88
情緒不安定性パーソナリティ障害	83
衝動	83

静脈路の確保	27, 30
除細動	28
徐放剤	43
徐脈	72
徐脈性心房細動	31
徐脈性不整脈	28
心筋異常伝導	62
心筋収縮力抑制	62
心筋伝導障害	62
人工呼吸器管理	26
心室細動	28, 31, 62
心室性不整脈	62, 63, 65
心室頻拍	62
振戦	72
心停止	31
心電図	27, 30
心肺蘇生術	28
深部体温	17, 30
心房細動	17
水道水	40
精神運動興奮	76
精神分析	92
精神保健福祉法	81
生理食塩水	27, 40
石油製品	36, 38
セロトニン5-HT$_2$受容体遮断作用	17
セロトニン症候群	59
セロトニン・ドパミン拮抗薬	57
セロトニン・ノルエピネフリン再取り込み阻害薬	6, 57
洗浄チューブ	39
全身管理	25, 59
選択的セロトニン再取り込み阻害薬	6, 57

全腸洗浄	35, 43
全腸洗浄の方法	44
せん妄	72, 76

た

第一世代三環系抗うつ薬	8
耐性	75
大麻	4
脱水状態	71, 72, 76
多弁・多動	76
炭酸水素ナトリウム	48, 51, 65
炭酸リチウム	38
蛋白結合率	49
中心加温	18, 31, 32
中枢神経興奮	76
中枢神経興奮作用	75
中枢神経毒性	67
腸肝循環	46
腸管透析	46
腸溶剤	43
直腸温	17, 30
治療係数	57, 63, 67
低血圧	27, 62, 65, 72
低酸素血症	26
低体温症	11, 17, 31
テオフィリン	8, 49
電解質異常	40
電気痙攣療法	92
電気毛布	32
統合失調症	83, 91
洞性徐脈	28

洞停止 ・・・・・・・・・・・・・・・・・・・・・・・・・・・・・・・・・・・・72
動脈血ガス ・・・・・・・・・・・・・・・・・・・・・・・・・・・・・・26, 30
吐根シロップ ・・・・・・・・・・・・・・・・・・・・・・・・・・・・・・・36
ドパミン ・・・・・・・・・・・・・・・・・・・・・・・・・・・・・・・・・・・27
ドパミンD_2受容体遮断作用 ・・・・・・・・・・・・・・・・17
飛び降り ・・・・・・・・・・・・・・・・・・・・・・・・・・・・・・・・・・・98
トルサード・ド・ポアンツ ・・・・・・・・・・・・・・・・・・・30
トレンデレンブルグ体位 ・・・・・・・・・・・・・・・・・・・・27

な

ナトリウム欠乏状態 ・・・・・・・・・・・・・・・・・・・・・・71, 72
ニトロプルシド ・・・・・・・・・・・・・・・・・・・・・・・・・・・・・77
尿のアルカリ化 ・・・・・・・・・・・・・・・・・・・・・・・・・47, 60
尿のアルカリ化の方法 ・・・・・・・・・・・・・・・・・・・・・48
尿の酸性化 ・・・・・・・・・・・・・・・・・・・・・・・・・・・・・・・78
認知行動療法 ・・・・・・・・・・・・・・・・・・・・・・・・・92, 100
熱傷 ・・・・・・・・・・・・・・・・・・・・・・・・・・・・・・・・・・・・・98
脳血管炎 ・・・・・・・・・・・・・・・・・・・・・・・・・・・・・・・・76
ノルエピネフリン ・・・・・・・・・・・・・・・・・・・・・・・・・・27

は

パーソナリティ障害 ・・・・・・・・・・・・・・・・・・・・・・・・91
排泄の促進 ・・・・・・・・・・・・・・・・・・・・・・・・・・・・25, 45
発汗 ・・・・・・・・・・・・・・・・・・・・・・・・・・・・・・・・・・・・・76
白血球増多 ・・・・・・・・・・・・・・・・・・・・・・・・・・・・・・・72
パラ自殺 ・・・・・・・・・・・・・・・・・・・・・・・・・・・・・・・・・84
パルスオキシメータ ・・・・・・・・・・・・・・・・・・・・・・・26
バルビツール酸 ・・・・・・・・・・・・・・・・・・・・・・・・・・4, 9
バルプロ酸ナトリウム ・・・・・・・・・・・・・・・・・・・・・94
ハロペリドール ・・・・・・・・・・・・・・・・・・・・・34, 77, 94

半減期	48
反射の亢進	72
判断力	83
被害関係妄想	83
非外傷性コンパートメント症候群	21, 22
非外傷性挫滅症候群	21, 22
非再呼吸式リザーバー付きフェイスマスク	26
微小妄想	83
病識	83
表面加温	18, 31, 32
頻呼吸	76
頻脈	76
フェニトイン	29, 49, 60
フェノチアジン誘導体	8, 17
フェノバルビタール	34, 46, 47, 49, 60, 68, 72
フェンシクリジン類	3
不穏	76
腹腔内洗浄	31
腐食性物質	36, 39
舞踏病様症状	76
不法ドラッグのパッケージ	43
フルマゼニル	6, 58, 60
プロプラノロール	77
プロポフォール	27, 34, 68, 72
分布容積	46, 48
ベンゾジアゼピン系薬物	3, 9, 57, 60, 76, 94
膀胱温	17, 30
房室ブロック	28
保温	18, 31, 32
保護者	82
ポリエチレングリコール製剤	44
ポリエチレングリコール電解質液	44

ま

膜興奮抑制（キニジン様）作用 ･････････････････62
慢性リチウム中毒 ･････････････････････････71
ミオクローヌス ･･････････････････････････72
ミオグロビン ･･･････････････････････････21
ミオグロビン尿 ･････････････････････････21
ミダゾラム ･･･････････････････27, 33, 34, 68, 72
脈あり心室頻拍 ･････････････････････････29
無脈性心室頻拍 ･････････････････････････28
メタノール ･･･････････････････････････49
メタンフェタミン ･･････････････････････75
モニター付き除細動器 ･･･････････････････28

や

幽門部 ･･･････････････････････････････40
湯たんぽ ･････････････････････････････32

ら

リチウム ･･･････････････････9, 41, 50, 59, 71
リドカイン ･･･････････････････････････29
リピーター ･･･････････････････････････84
硫酸アトロピン ･････････････････････････28
硫酸マグネシウム ･･･････････････････････30
リン酸コデイン ･････････････････････････6

急性薬物中毒の指針
日本総合病院精神医学会治療指針 4

2008年5月12日　初版第1刷発行
2011年5月16日　初版第2刷発行

編　　集　日本総合病院精神医学会　治療戦略検討委員会
発行者　　石澤雄司
発行所　　株式会社 **星和書店**
　　　　　〒168-0074　東京都杉並区上高井戸 1-2-5
　　　　　電話　03（3329）0031（営業部）／03（3329）0033（編集部）
　　　　　FAX　03（5374）7186（営業部）／03（5374）7185（編集部）
　　　　　http://www.seiwa-pb.co.jp

Ⓒ 2008　星和書店　　　Printed in Japan　　　ISBN978-4-7911-0663-9

- 本書に掲載する著作物の複製権・翻訳権・上映権・譲渡権・公衆送信権（送信可能化権を含む）は㈱星和書店が保有します。
- JCOPY 〈（社）出版者著作権管理機構 委託出版物〉
  本書の無断複写は著作権法上での例外を除き禁じられています。複写される場合は，そのつど事前に（社）出版者著作権管理機構（電話 03-3513-6969，FAX 03-3513-6979，e-mail：info@jcopy.or.jp）の許諾を得てください。

身体拘束・隔離の指針 日本総合病院精神医学会治療指針3	日本総合病院精神医学会 教育・研究委員会（主担当：八田耕太郎）編	四六変形（縦18.8cm×横11.2cm） 112p 2,200円
静脈血栓塞栓症予防指針 日本総合病院精神医学会治療指針2	日本総合病院精神医学会 教育・研究委員会（主担当：中村満）編	四六変形（縦18.8cm×横11.2cm） 96p 1,800円
せん妄の治療指針 日本総合病院精神医学会治療指針1	薬物療法検討小委員会（委員長：八田耕太郎）編	四六変形（縦18.8cm×横11.2cm） 68p 1,500円
精神科における予診・初診・初期治療	笠原嘉 著	四六判 180p 2,000円
精神科の専門家をめざす 「精神科臨床サービス」自選集	福田正人 編著	四六判 172p 1,500円

発行：星和書店　http://www.seiwa-pb.co.jp

※価格は本体（税別）です。

医療観察法と事例シミュレーション	武井満 編著	A5判 172p 3,800円
精神科症例報告の上手な書きかた	仙波純一 著	四六判 152p 1,800円
自殺予防臨床マニュアル	チャイルズ、ストローサル 著 高橋祥友 訳	A5判 440p 3,900円
研修医のための精神医学入門 第2版	石井毅、栗田広 著	四六変形（縦18.8cm×横10.5cm） 112p 1,300円
精神科急性期治療病棟 急性期からリハビリまで	前田久雄 編	B5判 288p 7,800円

発行：星和書店 http://www.seiwa-pb.co.jp

※価格は本体（税別）です。

高齢者のための新しい向精神薬療法	D. A. Smith 著 上田均、酒井明夫 監訳	B6判 160p 2,400円
セロトニンと神経細胞・脳・薬物 セロトニンを理解し、新薬の可能性を探る	鈴木映二 著	A5判 264p 2,200円
スタールのヴィジュアル薬理学 抗精神病薬の精神薬理	S. M. Stahl 著 田島治、林建郎 訳	A5判 160p 2,600円
こころの治療薬ハンドブック 第7版 向精神薬の錠剤のカラー写真が満載	山口、酒井、宮本、吉尾、諸川 編	四六判 332p 2,600円
精神疾患の薬物療法ガイド	稲田俊也 編集・監修 稲垣中、伊豫雅臣、尾崎紀夫 監修	A5判 216p 2,800円

発行：星和書店　http://www.seiwa-pb.co.jp

※価格は本体(税別)です。

リスペリドンを使いこなす 症例を中心に	上田均、酒井明夫 著	A5判 220p 2,800円
リスペリドン内用液を使いこなす 症例を中心に	武内克也、酒井明夫 著	A5判 160p 2,800円
ミルナシプランを使いこなす 症例を中心に	樋口久、吉田契造 編	A5判 168p 2,800円
オランザピンを使いこなす	藤井康男 編	A5判 192p 2,800円
エキスパートによる強迫性障害（OCD）治療ブック	〔編集代表〕上島国利 〔企画・編集〕松永、多賀、他 〔編集協力〕OCD研究会	A5判 252p 2,800円

発行：星和書店 http://www.seiwa-pb.co.jp

※価格は本体（税別）です。

アディクションとしての自傷
「故意に自分の健康を害する」行動の精神病理

松本俊彦 著

四六判
340p
2,600円

すぐ引ける、すぐわかる精神医学最新ガイド

ロゥキマ 著
勝田吉彰、吉田美樹 訳

四六判
596p
2,700円

不安とうつの脳と心のメカニズム
感情と認知のニューロサイエンス

Dan J.Stein 著
田島治、荒井まゆみ 訳

四六判
180p
2,800円

こころの病に効く薬
脳と心をつなぐメカニズム入門

渡辺雅幸 著

四六判
248p
2,300円

抗うつ薬の時代
うつ病治療薬の光と影

デーヴィッド・ヒーリー 著
林建郎、田島治 訳

A5判
424p
3,500円

発行：星和書店　http://www.seiwa-pb.co.jp

※価格は本体(税別)です。